健康中国——中医药防治肿瘤丛书

林丽珠 主编

三师而行，远离食管癌

林丽珠 张少聪 蔡陈浩 陈壮忠 ◎ 编著

医师 厨师 禅师

广东高等教育出版社
Guangdong Higher Education Press
·广州·

图书在版编目（CIP）数据

三师而行，远离食管癌/林丽珠，张少聪，蔡陈浩，陈壮忠编著．—广州：广东高等教育出版社，2018.7（2020.4重印）
（健康中国——中医药防治肿瘤丛书/林丽珠主编）
ISBN 978-7-5361-6150-4

Ⅰ．①三… Ⅱ．①林…②张…③蔡…④陈… Ⅲ．①食管癌-防治 Ⅳ．① R273.51

中国版本图书馆 CIP 数据核字（2018）第 081583 号

好的课微信公众号

好的课网

★特别说明：本书用到的视频请关注"好的课"微信公众号，注册并登录后，使用"扫一扫"扫描相应的二维码，即可获得视频资源。也可以打开网站"好的课"（www.heduc.com），在"学习资源"页面搜索"健康中国——中医药防治肿瘤丛书"，打开并下载。

出版发行	广东高等教育出版社
	地址：广州市天河区林和西横路
	邮编：510500　营销电话：（020）87553335
	http://www.gdgjs.com.cn
印刷	华睿林（天津）印刷有限公司
开本	787 毫米×1 092 毫米　1/16
印张	7.25
字数	108 千
版次	2018 年 7 月第 1 版
印次	2020 年 4 月第 3 次印刷
定价	28.00 元

（版权所有，翻印必究）

主编简介

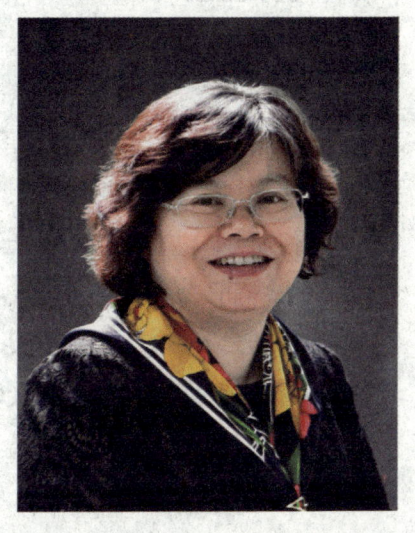

林丽珠，广东省汕头市人，广州中医药大学第一附属医院肿瘤中心主任、教授、博士生导师，肿瘤教研室主任，国内著名中西医结合肿瘤学专家。担任广东省重点学科中西医结合临床医学学科带头人，卫生部临床重点专科学术带头人，全国中医肿瘤重点专科学术带头人；国家食品药品监督管理总局（CFDA）药物评审咨询专家；兼任世界中医药学会联合会癌症姑息治疗研究专业委员会会长，中国民族医药学会肿瘤分会会长，中国中西医结合学会肿瘤专业委员会副主任委员，中国康复医学会肿瘤康复专业委员会副主任委员，广东省中医药学会肿瘤专业委员会主任委员，南方中医肿瘤联盟主席等。主持国家"十五"攻关项目、"十一五"支撑计划及国家自然科学基金等课题20余项，获教育部科技进步一等奖等多个奖项。荣获"国务院政府特殊津贴专家""广东省名中医""广东省首批中医药领军人才""中国好医生""全国最美中医""广东省优秀临床科主任"等称号，2015年当选全国先进工作者，2017年当选党的十九大代表。

林丽珠工作30余年，始终坚持以患者为中心，倡导"中西结合、带瘤生存、人文关怀"理念，为无数晚期癌症患者带来生命的希望。科研上攻坚克难，硕果累累；教育上含辛茹苦，桃李满天下，带动岭南、辐射全国。构建肿瘤人文病房，成立肿瘤康复俱乐部，组建"天使之翼"志愿服务队，被誉为"让绝症患者不绝望的好医生"。

丛书主编

林丽珠　广州中医药大学第一附属医院

丛书编著者（按姓氏笔画排序）

左　谦　广州中医药大学
付源峰　广州中医药大学
朱　可　广州中医药大学第一附属医院
孙玲玲　广州中医药大学第一附属医院
李佳殷　广州中医药大学第一附属医院
肖志伟　广州中医药大学第一附属医院
余　玲　广州中医药大学第一附属医院
余榕键　广东省人民医院
张少聪　广州中医药大学第一附属医院
张景涛　广东省中山市陈星海医院
陈壮忠　广州中医药大学第一附属医院
林丽珠　广州中医药大学第一附属医院
林洁涛　广州中医药大学第一附属医院
胡　蓉　平安健康互联网医学中心
蔡陈浩　广州中医药大学第一附属医院
翟林柱　广州中医药大学第一附属医院

序
妙手起沉疴，慈心著丰篇

近闻林丽珠教授主编的"健康中国——中医药防治肿瘤丛书"即将付梓，我先睹为快，阅后觉耳目一新。

作为临床医生，平时忙于探索治疗疾病的优势方案以提高临床疗效，关注学术前沿以开拓治疗思路，有所心得写而为文，也多是专业论著，限于行内交流。如何向老百姓宣传医学的知识，使他们更加了解关于肿瘤的那些事儿，呵护宝贵生命，从而避免闻癌色变，进入防治误区呢？现代医学泰斗裘法祖院士曾说："让医学归于大众。"医生的职责不仅仅是治病，还应该肩负起普及医学知识的社会责任。但将高深芜杂之专业知识科普化、大众化，又岂是容易之事？林丽珠教授的众弟子，均为扎根一线的医生，驭繁为简，历经三载，呕心沥血，终成"健康中国——中医药防治肿瘤丛书"，开启了肿瘤防治知识科普化的新篇章。

21世纪以来，传染性疾病在很大程度上受到控制，由于人类寿命的延长，老龄化社会的到来，肿瘤疾病遂成为常见病、高发病之一，其流行形势严峻，病死率、致残率高，给个人、家庭、国家带来巨大的痛楚和压力。各国政府每年投入大量的人力、物力对肿瘤疾病进行研究。随着研究的深入，我们正逐步揭开肿瘤疾病的面纱，肿瘤防治也有了长足的进展。因此，2006年世界卫生组织将肿瘤疾病定义为一种慢性疾病，可防可治，许多肿瘤患者得到及时医治，生活质量大大提高，生存时间也得以延长，治愈的病例不胜枚举。

但在我国，由于健康教育的普及不够，老百姓对肿瘤疾病缺乏正确的防治意识，缺乏行之有效的防治常识。一旦生病，或病急乱投医，或自暴自弃，或讳疾忌医，或迷信民间偏方及保健品等，而对于正规医院的系统医治却有抵触之心，因此常常造成失治、误治、延治，屡屡给生命财产造成损失，无不让人扼腕叹息。

中医药学对肿瘤的防治历史悠久，源远流长，内容博大精深，具有完整的理论体系及丰富的临床实践经验。《黄帝内经》曰："是故圣人不治已病治未病，不治已乱治未乱，此之谓也。"明确提出了"预防为主、防治结合"的思想，该思想指导着中医药学千百年来的临床实践，积累了丰富的经验。在漫长的历史长河中，中医药学为炎黄子孙防治恶疾、延年益寿做出卓越贡献，所得经验如繁花散落于古籍之中，点缀了中国几千年的文明。

中华人民共和国成立以来，在继承历代医家运用中医药学防治肿瘤的临床经验上，广大中医药工作者发皇古义，去伪存真，并积极吸收现代医学防治肿瘤的知识，形成了新的中西医防治肿瘤理论。在该理论的指导下，医务工作者积极利用一切手段防治肿瘤，并逐步形成和建立了中西医结合肿瘤防治体系，有利于提高中医对肿瘤疾病的防治水平，推广中医药在全球防治肿瘤领域的应用。

林丽珠教授为广州中医药大学第一附属医院肿瘤中心主任，行医三十余载，妙手仁心，大医精诚，诊治屡起沉疴，救人于癌肿苦痛之中。俗话说"授之以鱼，不如授之以渔"，林丽珠教授不仅重视临床实践，还身体力行做了许多防治肿瘤的科普推广工作。其与国医大师周岱翰教授合著的《中医肿瘤食疗学》出版后即一售而罄，2009年获广州市第二届优秀科普作品积极创作奖，为年度畅销书。林丽珠教授多次受邀主讲防癌科普知识，如"礼来网络大讲堂——肺癌患者教育""云山大讲堂——防治肿瘤·三师而行""治疗肿瘤，别把中医当成最后的救命稻草"等，受到广大民众的欢迎。

本套丛书从临床实践出发，注重通俗实用，就12个常见的肿瘤病种，结合临床病例，用生动有趣的语言，将深奥难懂的恶性肿瘤防治知识通俗化，矫正民众在对防治肿瘤的认识上存在的误区，从而学会正确合理防治恶性肿瘤的方法。

本丛书的出版对宣传肿瘤的防治意义非常，可供普通读者、医学生以及医务人员等参考，故乐为之序。

戊戌六月于羊城

目录

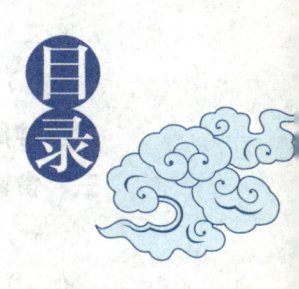

引子 ………………………………………………………… 1
 （一）嗜烟酒影坛明星抱憾作古 ………………………… 1
 （二）早发现早治疗，乐坛巨匠激情不减 ……………… 1
 （三）身边的故事 ………………………………………… 2
 （四）启示 ………………………………………………… 3

医师篇 ……………………………………………………… 5

一、食管癌——知其然，知其所以然 …………………… 6
 （一）食管的位置和功能 ………………………………… 6
 （二）食管癌是怎么发生发展的 ………………………… 8
 （三）有哪些因素会引发食管癌 ………………………… 10
 （四）哪些地区最受食管癌"青睐" ……………………… 18

二、见微知著，因人施治 ………………………………… 18
 （一）食管癌有哪些危险信号 …………………………… 18
 （二）各期食管癌有什么表现 …………………………… 21
 （三）如何确诊食管癌 …………………………………… 22
 （四）食管癌常用的检查方法 …………………………… 23
 （五）食管癌治疗与答疑 ………………………………… 27
 （六）综合防治食管癌，中医药保驾护航展身手 ……… 38

厨师篇 ·· 55

一、食管癌饮食三字诀——改、戒、补 ·················· 57
（一）改变饮食习惯 ···································· 57
（二）戒烟限酒 ·· 58
（三）补充营养 ·· 59
二、肿瘤专家对食管癌患者饮食的建议 ···················· 59
三、食管癌患者的食疗原则 ······························ 60
（一）熟悉性味归属，强调辨证施食 ···················· 61
（二）选择抗癌食品，力求有的放矢 ···················· 61
（三）强调均衡营养，注重扶正补虚 ···················· 61
四、食管癌患者食疗方举隅 ······························ 62
（一）手术期间常用药膳 ······························ 62
（二）化疗期间常用药膳 ······························ 65
（三）放疗期间常用药膳 ······························ 69

禅师篇 ·· 75

一、长期心情低落也会导致食管癌 ························ 76
二、食管癌患者的情绪 ·································· 77
（一）怀疑心理 ·· 77
（二）认可心理 ·· 77
（三）恐惧心理 ·· 78
（四）平和心理 ·· 78
（五）悲观心理 ·· 78
三、良好的情绪有利于食管癌患者病情的恢复 ·············· 79
四、家属如何才能帮助患者渡过难关 ······················ 80
五、中医情志疗法助力身心同治 ·························· 81
（一）移精变气法 ······································ 82
（二）顺情从欲法 ······································ 82
（三）导引吐纳法 ······································ 82

行者篇 ·· 83

一、笑对人生，战胜癌魔！——一个食管癌患者的心路历程 ······ 84
二、食管癌患者可以参加什么体育运动 ·················· 86
 （一）安排好时间 ································· 87
 （二）运动项目的选择 ····························· 87
 （三）注意运动的效应和并发症 ····················· 87
 （四）循序渐进 ··································· 88
 （五）量力而行 ··································· 88
三、勤练太极，疾病远离 ······························ 89
 （一）怡心养性 ··································· 89
 （二）强身健体 ··································· 89
四、习八段锦，益精气神 ······························ 90
五、食管癌患者需不需要文娱活动 ······················ 93
六、音乐疗法可以治"心病" ··························· 94
七、食管癌患者需要注意功能锻炼 ······················ 95
 （一）呼吸功能锻炼 ······························· 95
 （二）咳嗽排痰锻炼 ······························· 95
 （三）小幅度运动锻炼 ····························· 95
八、食管癌患者应该按时作息 ·························· 96

附录　林丽珠教授教你如何煎中药 ···················· 98

后记 ·· 103

引 子

（一）嗜烟酒影坛明星抱憾作古

庞祖云是重庆表演艺术家、川剧演员，素有"巴蜀笑星"的称号。庞祖云自2003年被查出患食管癌后，一直坚强和乐观地与病魔做斗争，积极地配合治疗，但还是因食管癌并发脑梗死，于2008年10月6日在医院去世，享年67岁。庞祖云生前嗜喝烈性白酒及抽烟，这也许是他罹患食管癌的主要原因。

（二）早发现早治疗，乐坛巨匠激情不减

被称为"世界三大东方指挥家"之一的日本著名指挥家、亚洲古典音乐家小泽征尔于2009年底综合健康体检时发现罹患早期食道癌，他的主治医师表示：检查发现肿瘤位于黏膜下方的浅表处。小泽征尔遂暂停了所有的演出，并诚恳表示："很抱歉，让所有听众担心了。"记者会上，小泽征尔表现依然活泼，丝毫没有身患重病的颓废，面对记者提问，他说道："我完全感觉不到症状，吃什么都没问题。"并笑称，"非常幸运做了年终体检，希望大家每年都进行健康体检。"2010年他接受了手术和康复治疗，之后参加了部分活动，其余时间则继续休养。2013年8月23日夜晚，在松本市举行的一场名为"斋藤·纪念·音乐节松本"的古典音乐会上，小泽征尔以一名指挥家的身份重新登上舞台。小

泽征尔看上去显得苍老和瘦弱了许多，但是当他站到指挥席上后，马上如以前一样双手挥出强大的力量，让《艾格蒙特序曲》的旋律充满了激昂的气势，给现场观众带来了一场音乐的盛宴。

（三）身边的故事

1. 都是不良饮食惹的祸

老林50岁出头，是典型的潮汕农民，年轻时，兄弟姐妹多，家里穷，活儿倒是不少，也练就了他"风风火火"的急性子。他干什么都是急急忙忙的，急急忙忙地吃饭，急急忙忙地干活。像很多潮汕农民一样，他平常喜欢就着咸菜、萝卜干、豆腐乳送热粥或者吃砂锅粥。他也喜欢招呼三两好友，一起喝喝工夫茶，闲聊家长里短。刚沏出来的茶水，拿着都烫手，也不凉一凉就一饮而尽，老林说这才是地道的喝法。

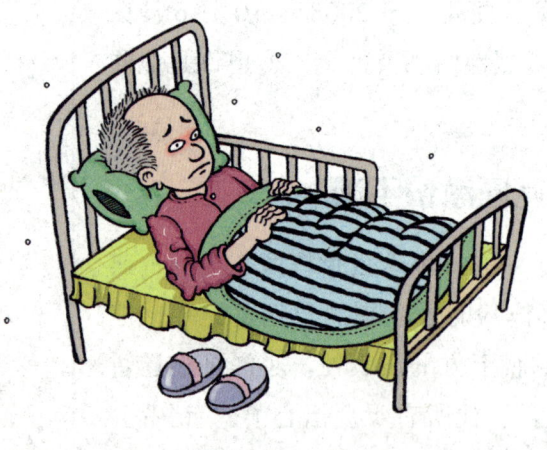

2014年9月初，他开始觉得吃饭不对劲，吞东西总是不那么顺畅。刚开始也没有留意，喝喝汤也就送下去了，谁知道后来发现越来越严重，一小口饭都能噎到，只能吃稀饭。老林越来越觉得不对劲，人消瘦了许多，体重两个月内下降了4公斤。他赶紧到揭阳市某医院就诊，做了个胃镜检查，发现食管有一段隆起的病灶，表面糜烂坏死，见溃疡，钳取了一点细胞做病理切片。医生说，根据他的经验，估计是食管的恶性肿瘤，但是最终确诊还是要等病理切片结果出来。等待结果的这几天对老林一家子简直就是煎熬。结果不出医生所料，是食管鳞状细胞癌。老林一下子懵了，一直健健康康、无病无痛的，居然得了这么严重的病。家人赶紧将老林送到广州某三甲医院，经电子计算机断层扫描（CT）等检查后，评估肿瘤尚未到晚期，于是医生给他做了手术，顺利地把肿物给切了下来，真是不幸中的万幸！手术后的老林，听从医生的指导，改变了饮食习惯，腌制的食品再也不吃了，最爱的工夫茶也凉一凉再喝，并长期服用中药抗肿瘤治疗。现在老林定期复查相关指标及CT检查等都没有异常，恢复得很好，饭吃得下去了，体重也上去了，人又恢复了之前的活力。

2. 悔不听医生言

王大爷是个退休干部，喜烟好酒。3年前他因为"吞咽不畅3个月"被确诊为食管癌，在当地医院做了手术治疗，还好疾病属于早期，手术相当顺利。医生嘱咐王大爷日后戒烟戒酒，注意饮食，并且一定要定期回医院检查。王大爷感觉手术做得不错，就没有按照医嘱去医院定期复查，而且戒烟戒酒了一年后的他又瞒着家人开始偷偷地抽烟喝酒。2014年初，王大爷发现自己声音有点嘶哑，以为过一阵子就会好，却不想久不见好，反而声音更加嘶哑。吞咽也不顺畅，有时喝水也会呛咳，到了5月份甚至全身皮肤变黄。家人这时才惊觉

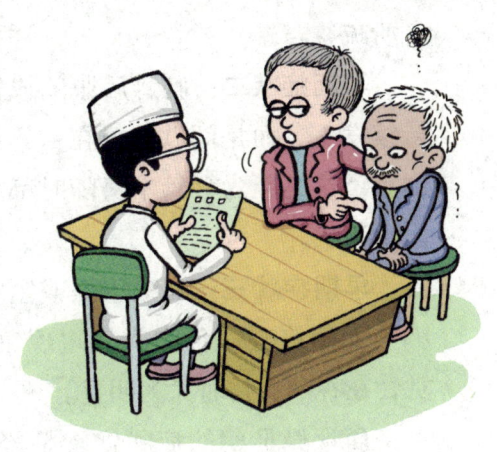

他的异样，带他到某医院做全面检查。检查结果发现在原来手术部位的旁边有一个直径3厘米大小的肿大淋巴结，压迫了一侧的喉返神经，造成声音嘶哑。靠近肝脏的地方也有一个肿大的淋巴结，压迫了胆总管，造成全身发黄。医生扼腕叹息，说王大爷的情况为食管癌术后淋巴结转移，现在手术治疗已经鞭长莫及，只能接受中药及放疗、化疗等综合治疗手段来缓解症状，延长生命。

（四）启示

看了前面这些故事，相信各位读者朋友都有所感触。我国人口约占

世界总人口的 1/5，却承受了全世界一半的食管癌新发病例及死亡病例，尤以太行山区、秦岭一带及广东潮汕等地为高发地区。为了自己和亲人朋友的健康，让我们一起来认识食管癌这个"沉默杀手"。

食管癌起病初期并不会引发不适，人们无法及时感知或者察觉，而当症状出现后，人们因不适而就医时往往已经到了中晚期。如何了解是否患有食管癌的可能呢？当有以下症状出现时就要引起大家高度注意了。

早期症状一：吞咽时有异物感、停滞或缓慢感。咽食过程中的食物，特别是干硬食物，经过病变区可能产生一种异物感。有的患者描述像有永远咽不完的东西的感觉，或者吞咽食物时似在某个部位有一时停滞顿挫的感觉。因这种食管癌的早期症状轻微并呈间歇性发生，易被患者所疏忽。

早期症状二：胸骨后胀闷或轻微疼痛。这种食管癌的早期症状并非持续发生，而是间歇性或在劳累后进食粗糙硬食、热食、刺激性食物时加重。这是因为食管本身随时都在蠕动，只有当蠕动到病变部位时才会出现症状。

早期症状三：咽喉干燥或紧缩感。约 1/3 患者述咽喉部有干燥感，胸前部始终有一种胸闷气短现象，似有物体堵塞，使胸内呈紧缩的感觉，在吞咽食物时尤为明显。

食管癌早期的症状常常是轻微、间断的，症状时轻时重，进展缓慢，但都有反复发作的情况，一般都要持续 3 个月以上，此时如果及时到医院做全面检查，系统治疗，疗效通常都会比较好；而到了持续性发作并病情加重时则已不是早期了，此时肿瘤多处浸润，对身体健康破坏甚大。

食管癌严重危害着大众的身心健康甚至危及生命，在防治食管癌的道路中离不开"三师后行"。下面我们将从"医师篇"（医药防治）、"厨师篇"（食物防治）、"禅师篇"（心理防治）、"行动篇"（体育保健）等多个角度对食管癌的诊治、预防进行详细的介绍，为广大读者正确认识食管癌，提高防治肿瘤意识提供一定的参考。

医师篇

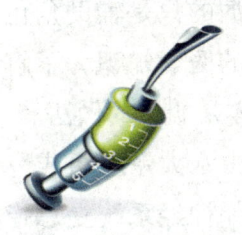

医师指导，合理用药
早期诊断，早期治疗
中西并重，早日康复

一、食管癌——知其然，知其所以然

（一）食管的位置和功能

永葆健康，远离疾病，是人类永恒的追求。然而在现实生活中，无论是腰缠万贯的富商，还是普通的工薪一族；无论是才华横溢的艺术家，还是平凡朴素的老百姓，都逃脱不了疾病的侵袭。现在人们有个误区，就是等生了病再找医生，等生了病再接受治疗。这是非常不妥的，医生在健康管理环节里扮演的只是辅助角色，真正的主角其实是每个个体本身。因此，掌握必要的医学知识，了解并管理自己的身体，及时发现疾病的苗头并及时治疗才是明智的做法。

人体组织精妙绝伦，由八大系统组成，各大系统各司其职，人才能进行正常的学习与工作。如神经系统是总指挥官，支配着人体各系统的协调运作；运动系统包括骨骼及肌肉等，负责执行神经系统的指令，简单的如走路，高级的如说话及写字等都依靠运动系统来完成；等等。在这里重点介绍消化系统，消化系统包含口腔、食管、胃、大小肠及肛门等器官，负责摄入、消化食物，将食物转化为营养及能量加以吸收，提供给机体各大系统，再将食物残渣排出体外。一言以蔽之，消化系统是机体的动力来源。

1. 食管的位置

食管是人体消化系统的重要组成部分，是一个前后压扁的肌性管道，连接口腔和胃，总长度约为25厘米，主要起到传输食物的作用。食管行经颈部和胸部，穿过膈肌的食管裂孔进入腹腔，故可分为颈部、胸部和腹部三段。食管具有消化管典型四层结构，由黏膜层、黏膜下层、肌层和纤维层组成。黏膜层直接与食物接触，耐摩擦，修复力强，有保护作用，也是肿瘤易发生的地方；黏膜下层含消化腺，可分泌液体，起润滑作用；肌层负责蠕动，将食物从口咽部推入胃部，食管起端及末端处环行肌较厚，可起到括约肌作用，非吞咽状态下此两处是关闭的，可以防止空气进入胃内及胃内容物反流入食道。整个食管管壁较薄，厚度仅 0.3～0.6 厘米，肿瘤侵袭时容易致其穿孔。

2. 食管的功能

食物经口腔咀嚼后，吞咽肌收缩及食管上端括约肌放松把食团送入食管，食管肌肉蠕动将食团送入胃。这个过程极快，只需 5～9 秒，而喝水则只需 1 秒。食物进入胃后，真正的消化吸收过程才开始。胃通过强而有力的蠕动将块状食物挤成食糜，并分泌胃酸及消化酶初步消化食物；小肠是主要的消化场所，长达 5 米的小肠可将食物分解成小分子的氨基酸、葡萄糖等营养物质并加以吸收；结肠则是粪便形成及储存的场所，最后经由直肠排出。可见，食物的消化过程有咀嚼—吞咽—消化—排泄四个环节，而食道是吞咽的主要器官，并不参与消化。

需要特别提出的是：食管全程有三处较狭窄，第一个狭窄位于食道的起端，即咽部与食道的交接处；第二个狭窄在食道入口以下 7 厘米处，由主动脉弓从其左侧穿过和左支气管从食道前方越过而形成，该部位是食道内异物易存留处；第三个狭窄是食道通过膈肌的裂孔处。在行食道钡餐造影时，可见到食道的这三个压迹。

三个狭窄部是由于周围组织的占位效应形成的，都是食管异物易滞留和食管癌的好发部位。需要指

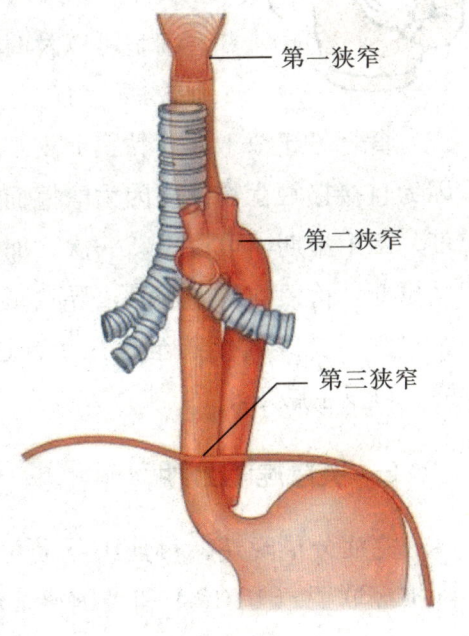

出的是，食管的第三个狭窄处是食道最狭窄的地方，是食管损伤、炎症和肿瘤的好发部位。

（二）食管癌是怎么发生发展的

1. 食管癌的发生

国际上对肿瘤的定义为：肿瘤是机体在各种致瘤因素作用下，局部组织的细胞在基因水平上失去了对其生长的正常调控，导致细胞的异常增生而形成的新生物。

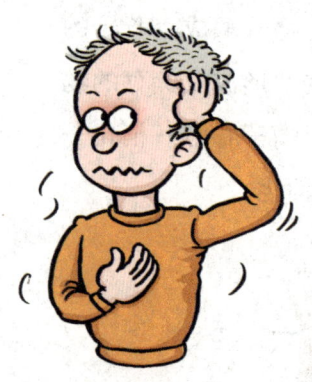

看起来有点晦涩难懂，打个比方，我们可以把人体比作一个社区。社区里有工人、商贩、医生、教师、警察，各工种的人们勤劳工作，维持着社区的健康运转。致癌因素之于细胞就如毒品之于个人，毒瘾使得原本勤恳工作的人们迷失了自我，进而谋求不劳而获，变成不法分子，幸好有警察及时出击，将他们绳之以法。不法分子就好比肿瘤细胞，肿瘤细胞来源于健康细胞，本来是"自己人"，是因为各种原因才使他们"变坏"的。免疫细胞可以及时识别肿瘤细胞，并清除他们，充当着警察的角色。

食管癌起源于食管黏膜上皮细胞，即食管的最表层。黏膜上皮细胞因为直接接触食物，会因为摩擦而损耗脱落，所以保持着极快的更新速度，两个星期内可以更新一次，而偏下层的肌层细胞则可能一辈子都不用更新。持续的致癌刺激，导致正常黏膜上皮细胞发生不典型增生，这个过程可持续几年甚至十几年，这时称癌前病变，如果刺激因素不解除，可发生癌变。

2. 食管癌的分期

癌症分早晚期，目前国际上对食管癌采用的分期方法是 2009 年国际抗癌联盟（UICC）和美国癌症联合会（AJCC）共同制定的第 7 版

TNM 分期方法，在诊断书上往往会详细写出，患者及家属可以加以留意。其中 T 表示原发肿瘤的浸润深度，由浅及深分为 T1 至 T4，浸润越深，分期越晚。N 代表淋巴结转移，N0 表示淋巴结无转移，N1 至 N3 则说明淋巴结转移的由少至多。M 分期则说明远处脏器转移情况，食管癌容易转移至肺、肝等脏器，如果发生任一脏器转移，标记为 M1，否则标记为 M0。

食管癌首先局限在表层黏膜上皮内生长，临床上称为原位癌，标记为 Tis，指癌细胞只出现在上皮层内，而未破坏基底膜，或侵入其下的间质或真皮组织，更没有发生浸润和远处转移，所以原位癌有时也被称为"浸润前癌"或"0 期癌"。原位癌可进一步发展为早期浸润癌，偶尔原位癌可消退。原位癌的病变范围虽为局限性，但也可呈多灶性或在不穿透基底膜的情况下累及较大的区域。正因为原位癌没有形成浸润和转移，不符合癌症的特点，所以它并不是真正的"癌"。如果能及时发现，尽早切除或给予适当治疗，完全可以治愈。

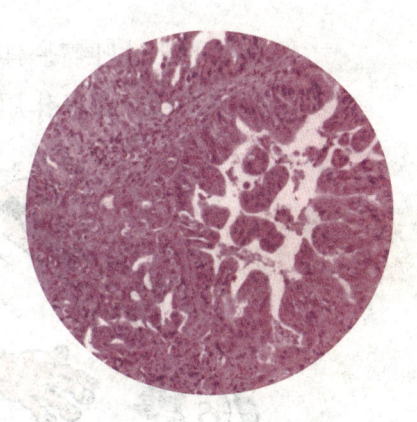

3. 食管癌的浸润与发展

原位癌经过若干年后，在适当的条件下，癌细胞继续发展，穿透基底膜，侵入固有层或黏膜下表层。一般认为，浸润灶的深度小于 1 毫米者不会有淋巴结转移，仍可按原位癌治疗。浸润灶深度大于 1 毫米且小于 5 毫米者少数有转移。浸润范围越大，肿瘤分期越晚，治疗就越棘手。因解剖上的毗邻关系，食管癌可直接浸润邻近器官，食管颈段可侵入喉咙、气管及颈部组织；胸段食管癌可侵入支气管，形成食管—气管瘘，甚至可侵犯大血管导致患者因大出血而猝死，亦可累及心包引起心包积液、心脏压塞等。

除了局部浸润，肿瘤细胞还可以通过淋巴道的引流转移到淋巴结，或者跑进血管里，随着血液运行转移到其他器官，通常是肝与肺。当有淋巴结转移时，肿瘤分期至少为ⅡB期，手术切除难度以及术后复发率都会大大增加。而当其转移到远处器官时，往往意味着已失去手术根治机会，肿瘤已达晚期。

所以，重视癌前病变，积极防治非常重要。如果能在早期发现癌前病变，在其没恶变时就及时遏制，可以避免其继续发展。医务工作者应该多宣传癌前病变的知识，而老百姓也要多了解此类知识。

（三）有哪些因素会引发食管癌

像其他的恶性肿瘤一样，食管癌的发生发展涉及多因素、多阶段、多基因变异积累及相互作用的复杂过程，在分子水平上涉及众多原癌基因、抑癌基因以及蛋白质的改变。目前，食管癌的病因尚未完全明了，近年来国内外科研人员对食管癌病因进行了多途径探索，发现食管癌的人群分布与年龄、性别、职业、种族、地域、生活环境、饮食生活习惯、遗传易感性等有一定关系。一般认为食管癌发病的有关因素有以下8个方面。

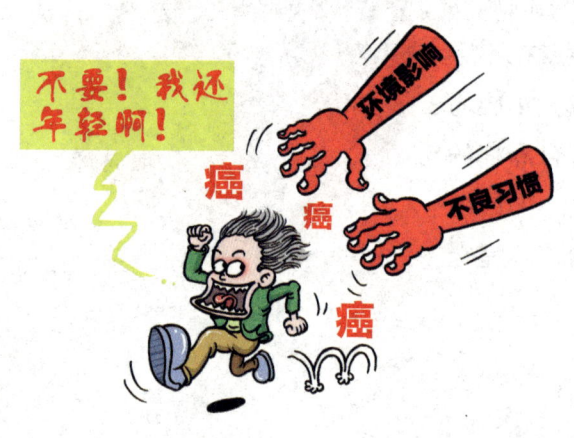

1. 食管癌也是"种族主义者"

据研究，食管癌的发病率在不同的民族之间存在着很大的差异。亚洲的中国人和日本人的食管癌的发病率明显高于欧洲人和美国人。在美国，黑人食管癌的发病率又明显高于白人。我国新疆是食管癌高发区，哈萨克族居民的食管癌发病率最高（33.90/10万），其次是蒙古族、维吾尔族、汉族，以苗族为最低（1.09/10万）。

在移民中食管癌的发病情况也显示出了一定的民族差异性，如由食管癌高发区河南省林州市迁居到山西黎城的居民、广东省南澳岛迁居到广东省梅县的居民，食管癌的死亡率明显高于当地居民。旅居美国的华人，第一代的食管癌的死亡率明显高于美国白种人。移居新加坡的华人的发病率也明显高于当地人。欧洲和日本的食管癌的发病率高于美国，这些国家移居美国的第一代移民中食管癌的死亡率远高于本土美国人，但至第二代时这种差别明显缩小甚至消失。上述情况说明，食管癌的民族差异性可能与各民族的不同的生活习惯和遗传因素有一定的关系。

食管癌的发病还常表现为家庭性聚集现象，在我国山西、山东、河南等省的调查发现有阳性家族史者占 1/4～1/2，在高发区内有阳性家族史的比例更高，其中父系最高，母系次之，旁系最低。

2. 不良饮食习惯易招癌

俗话讲，病从口入。最近有研究报告指出：80%～90%的食管癌与吃有关。食管的主要任务就是输送食物，所以饮食习惯和饮食因素应该是食管癌产生的最大因素，也是目前研究的热点，通过改变饮食习惯，食管癌的发病有大大减少的趋势。

"喝茶！趁热喝……"潮汕的工夫茶闻名遐迩，那一带几乎男女老少都熟谙品茶之道。工夫茶也是待客的礼仪之一，迥异于大碗茶式的一饮而尽，它是讲究精致的三杯冲。邀来几位亲朋好友，泡上一壶滚烫的茶，喝一口茶品味一份悠闲，其乐无穷。除了喝茶，潮汕人还喜欢喝热粥热汤。别有风味的砂锅粥、醇香的牛肉丸汤，似乎成为潮汕美食的招牌，越来越为人所熟知。此外，潮汕人喜欢吃"杂咸"等腌制

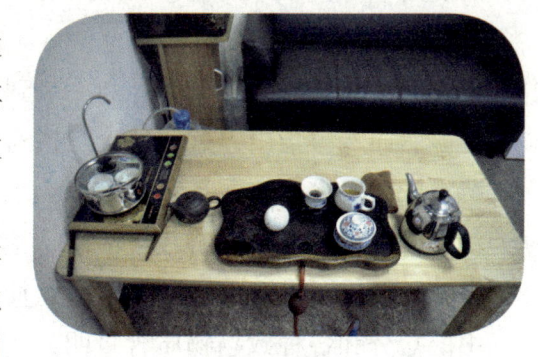

品、咸菜、橄榄菜、腌萝卜干、腐乳、咸鱼等都是"美食佳肴"，是配粥、配饭佳品。

然而，在具有深厚底蕴的饮食文化背后，长期喜进烫食的习惯却有着重大的隐患。食管内的黏膜上皮既薄又软，直接同食物接触，最容易受到各种食物的刺激，如果长期食用过烫的食物，就会损伤或烫伤食管黏膜上皮，使之发生破损、溃烂、出血，长期受损就容易发生癌变。有研究发现，人在体温正常时，口腔和食管内的温度多在36.5～37.2 ℃，最适宜的食物温度为10～40 ℃，一般能耐受食物的最高温度为50～60 ℃。当口舌感觉到很烫时，温度多在70 ℃左右。经常吃烫食的人，其口舌已经习惯了高温，在食物温度很高的情况下

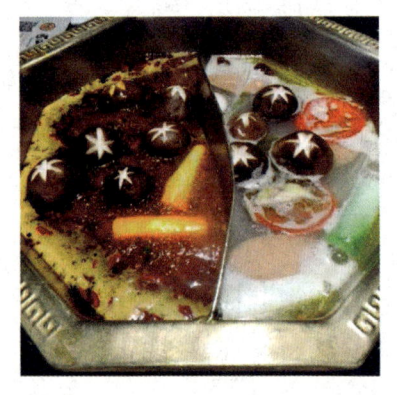

也不觉得烫，但是娇嫩的口腔、食管黏膜会受不了高温，在接触75 ℃左右的热食、热饮时，黏膜会有轻度烫伤。食管黏膜烫伤后，为了及时修补损伤，黏膜上皮细胞就要加快增殖。若长期吃烫食，就容易在黏膜损伤尚未修复时又被烫伤，这种烫伤—修复—再烫伤的重复发生，会使食管黏膜发生质的变化，成为发生食管癌的诱因。此时如果饮食不慎，再进食腌制食品或煎炸食品，致癌物质会对受伤的食管造成二次伤害，致癌的可能性就会大大增加（化学致癌因素）。由此可知，潮汕地区之所以是食管癌的高发区，部分村镇的发病率高达1.3%以上，与河南省林州市、鹤壁市等高发区接近，是由于长期不良的饮食习惯引起的。

滚烫的奶茶、烟熏的马肉……到过新疆的游客，大都品尝过这些美食。然而专家指出，这些饮食习惯对新疆居民营养健康并不利。新疆哈萨克族居民多分布在高寒山区，为增加御寒能力，日常饮食就有食用高钠盐的习惯。在长期游牧生活中，他们形成了特有的食物存储方式，如盐腌、烟熏、发酵等加工方法。这使得食物易于长期保存，但却使食物中的盐分和各种致癌物质含量明显增多，各种抑癌物质的含量则明显减少。喝烫奶茶，容易使食道黏膜上皮反复受损诱发食道癌，同时由于茶叶中的鞣酸等与牛奶中的钙结合，形成难溶性的鞣酸钙，影响营养素的

吸收。受这些饮食习惯影响，新疆牧区食管癌、高血压、高脂血症、肥胖的发病率也远远高于其他地区。

研究发现，长期食用粗、硬食物和进食过快、过烫，饮烈酒，吃大量胡椒，咀嚼槟榔或烟丝，吃盐腌、烟熏、发酵的食物时食管黏膜的慢性理化刺激均可引起局部上皮细胞增生，最后导致癌变。

3. 微量元素摄入缺乏需警惕

微量元素是指存在于人体内含量极少的元素，它包括铜、铁、锌、钼、镍、钴、硒等元素。某些微量元素缺乏或者偏高都可能是食管癌发生的直接或间接原因之一。根据国内外的研究，水及食物中缺乏钼、锌、铁、氟等，对动物的生长发育、组织的创伤修复有一定影响，但这是否同样影响人类还尚未有定论。微量元素缺乏也可能使植物中的硝酸盐聚集，为合成亚硝胺提供前身物质，而亚硝胺具有很强的致癌作用。调查发现，在食管癌高发地区中，微量元素如

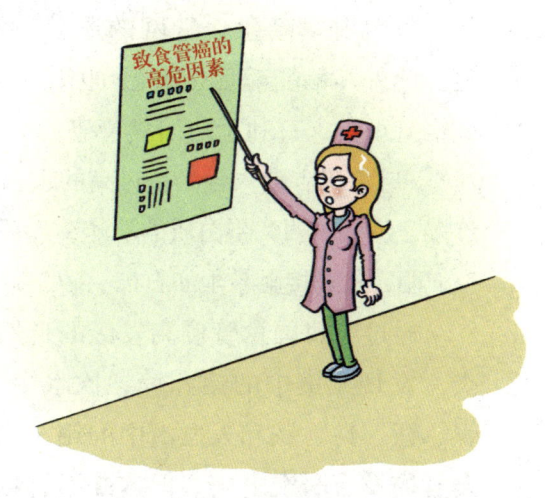

钼、铁、锌、氟、硒等在粮食、蔬菜、饮水中含量偏低，而铅的含量升高则可能是食管癌致病的高危因素。

（1）钼。钼是硝酸盐还原酶及一些氧化酶的结构成分，缺钼时植物中硝酸盐积聚，在一定条件下会促进亚硝酸胺致癌物的生成，进而引发食管癌。中国食管癌高发地区河南省林州市，该地区水中缺少钼可能是食管癌的高发因素。据文献报道，高发区人群中血清钼、毛发钼、尿钼及食管癌组织中的钼都低于正常水平。钼的抑癌作用已被美国学者所证实，钼缺乏时，粮食易被霉菌污染，而霉菌致癌已通过动物实验证明。

（2）锌。在所有的微量元素中，饮食中的锌和食管癌之间的关系最

为密切。一方面，缺锌会引起食管上皮角化，可增加亚硝胺致癌的发生率。食管癌患者的血锌浓度都偏低。另一方面，缺锌会使体内多种酶活性降低或丧失，机体免疫功能下降，细胞凋亡受阻，进而致使食管癌易感性增高。

（3）硒。硒是人体必需的微量元素中与肿瘤发生较相关的元素，食管癌、鼻咽癌、前列腺癌、肝癌等高发区的病因显示是与缺少硒元素有关。研究发现，在食管癌高发地区，食物、土壤和水源中硒的含量都较少。肿瘤患者广泛存在抗氧化不平衡，体内有害自由基过剩，硒可以通过一系列含硒酶使许多脂质过氧化物、过氧化氢等得到有效的清除，促进抗肿瘤新生血管生成抑制因子的生长，形成抗肿瘤新生血管的环境，从而抑制肿瘤新生血管网的形成与发展，切断肿瘤细胞的营养供应渠道。此外，硒能够促进淋巴细胞产生抗体，使血液免疫球蛋白水平增高或维持正常，有利于防治食管癌。

（4）铅。食入含铅量过高的水和食物可致铅中毒，铅不仅会破坏机体许多含巯基的酶和蛋白质的功能，还可能增加食管癌的易感性。同时，有研究表明，长期接触粉尘如石棉、矽、铅等也易导致食管癌的发生。

通过在我国食管癌高发区的自然环境中对某些微量元素进行测定调查，发现土壤中的钼和锌，饮水中的钼、锌、铜、钴，粮食中的钼、镍、锰、钴、铁和人血清中的钼，均低于低发区。微量元素缺乏可能为食管癌发病因素之一，但这并不意味着有癌的发生就一定是微量元素的缺乏。

4. 亚硝酸盐和亚硝胺类化合物是"隐形杀手"

亚硝胺类化合物是一种很强的致癌物，现已知有近30种亚硝胺能诱发动物肿瘤，国内已成功地应用甲苄亚硝胺、肌胺酸乙酯、亚硝胺、甲戊亚硝胺和二乙基亚硝胺等诱发大鼠患上食管癌。我国调查发现，在食管癌高发区如河南省林州市等地，粮食和饮水中的硝酸盐、亚硝酸盐、二级胺含量显著增高，与本地食管癌和食管上皮重度增生的患病率呈正相关，这些物质在胃内易合成致癌物质亚硝胺。在食管癌高发区居民的胃液中，不仅能检出亚硝酸类物质，而且发现其在人群中的暴露水平与食管癌死亡率相一致，呈明显的正相关。

为什么说长期进食咸菜、咸鱼、泡菜、腊肉等食品对身体不好呢？因为这些食品都含有一定量的硝酸盐。在食品的腌制过程中，通过一些细菌的无氧酵解，硝酸盐会被转化为亚硝酸盐，成为腌制食品中亚硝酸盐的主要来源。亚硝酸盐本身并不致癌，但在烹调或其他条件下，肉品内的亚硝酸盐可与氨基酸产生降解反应，生成有强致癌性的亚硝胺。长期食用，则有发生癌变的可能。

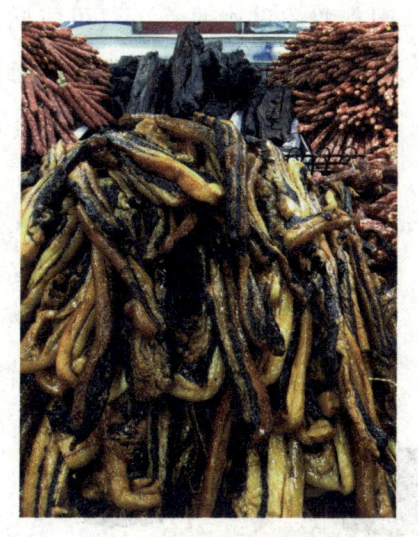

亚硝酸盐也并非一无是处，它对于食品的作用还是非常重要的。亚硝酸盐具有防腐性，常被添加在食品中作为保色剂，以维持良好外观，还可以防止肉毒梭状芽孢杆菌的产生，提高食用肉制品的安全性。按照正常工序腌制的食品，通过各道工序的分解加工过程，亚硝酸盐再次演变为硝酸盐，对身体的危害极小，致癌的危险性也比较小。但是如果急于求成，食品腌制时间、腌制工序不够，则亚硝酸盐的含量非常高，此时食用，对身体的害处不言而喻，长期食用则会大大增加患上食管癌和胃癌的危险性。

某些小作坊或者不法商家，为了减少成本，擅自减少食品腌制的时间或者直接使用工业用盐（亚硝酸钠）腌制食品，腌制的时间不够，发酵时间也不够，导致残存食品中的亚硝酸盐大大增加。此外，由于亚硝酸盐可以做保色剂，为了让食品看起来鲜艳诱人，使人更加有食欲，不法商家在食品中添加了超量的亚硝酸盐，人大量服用易导致"蓝血病"（亚硝酸盐中毒），少量长期食用也为患癌症埋下了祸根。

5. 真菌毒素害人无声

经多年的调查与实验室研究发现，霉菌与食管癌有着密切的关系。用霉变的食物喂养小鼠可以诱发小鼠食管的癌前病变或鳞状上皮癌。从霉变的食物中分离出的黄曲霉菌及芽枝霉菌等均能诱发动物肿瘤，这类霉菌与亚硝胺有促癌的协同作用。至于霉菌导致食管癌发病的机制有待进一步研究。

太行山区是世界食管癌高发区之一，食管癌年均死亡率在100/10万以上，严重危害人民健康。在高发区的粮食、食管癌患者的上消化道或切除的食管癌标本上，均能分离出多种真菌。经过多年的调查证明，高发区居民比低发区居民食用发酵和霉变的食物多。深入研究发现，其居民

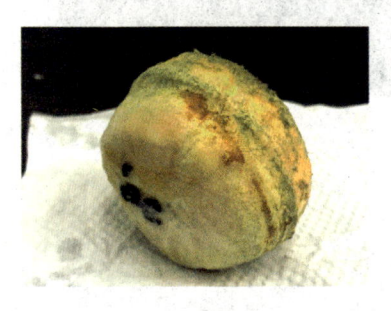

饮食中三种污染率高的真菌毒素——黄曲霉毒素、杂色曲霉素和脱氧雪腐镰刀菌烯醇，这些真菌毒素对机体免疫功能有一定的负面影响，可能在食管癌发病中起到一定的作用。食管癌高发区如河南省林州市居民长期食用的酸菜中能分离出白地霉菌、镰刀菌和黄曲霉菌，这些霉菌能促使亚硝胺及其前体的形成，使硝酸盐还原为亚硝酸盐，再形成亚硝胺致癌物质。

霉菌与人类食管癌存在一定的关系，避免食用霉变的食物，注意饮食卫生，改变不良的饮食生活习惯，将有助于减少食管癌的发生。

6. "饿出来"的食管癌

在全世界范围内，食管癌的高发区一般都分布在土地贫瘠、经济落后、营养较差的贫困地区。我国的高发区主要在农村和牧区，当地居民生活贫困，物质匮乏，饮食中缺乏维生素、蛋白质以及必需的氨基酸。这些地区居民营养不均衡，河南、山西等地区的居民饮食以面食为主，缺少动物蛋白和新鲜蔬菜；牧区以肉食为主，很少吃新鲜蔬菜和米面粮食。

蔬菜中含有丰富的维生素C，是人体不可缺少的营养素。维生素C能与摄入人体的亚硝酸及硝酸起作用，防止形成致癌物质亚硝胺。蔬菜中含有的β-胡萝卜素是维生素A的前体，补充β-胡萝卜素或含有丰富胡萝卜素的食物，可以降低人类上皮癌的发病率。

总之，肉、蛋、蔬菜与水果的摄入量减少以及营养的不均衡，都会导致维生素A、维生素C、维生素E、维生素B、烟酸、动物蛋白、脂肪、矿物质的缺乏，可能是导致食管癌的高危因素之一。

7. 吸烟，损人害己

在每个烟盒上都有明确地印着"吸烟有害身体健康"的标志，但并没有引起吸烟者的重视。要知道，吸烟已被医学界列为诱发癌症的重要危险因素。香烟的烟雾和焦油中含有多种致癌物质，如苯丙芘、多环芳烃、亚硝基化合物、环氧化合物、环氧自由基等，这些物质能直接作用于细胞蛋白质、核酸等成分，造成细胞损伤，进而引发癌症。

8. 醉生梦死，脏腑堪忧

"兰陵美酒郁金香，玉碗盛来琥珀光。但使主人能醉客，不知何处是他乡。"才子好酒，李白斗酒诗百篇，古往今来，多少风流人物爱酒咏酒，留下不朽篇章。爱酒无过，但如果酗酒，影响正常生活或者身体健康，那就另当别论了。

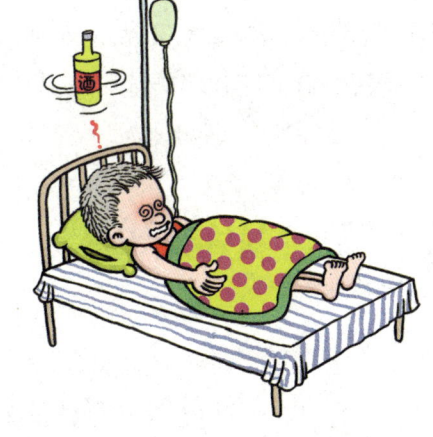

酒精是食管癌诸多致病因素中十分重要的一个因素。大量饮用啤酒的人发生食管癌的危险性比不饮酒者高10倍，尤其对于有乙醛脱氢酶缺陷者（喝酒容易脸红者）来说危害更大。

酒精本无致癌作用，不同种类的酒含有的酒精度数不同，应该说对于食管、胃黏膜的损害程度不同，度数含量越高，造成的食管黏膜变性作用越明显。长期大量饮酒，特别是白酒，会造成酒精性食管炎（化学性食管炎的一种）、胃炎以及酒精性肝硬化。喝酒时伴随的剧烈呕吐有时也会导致贲门食管黏膜撕裂综合征，反复呕吐会导致贲门松弛，从而成为食管炎、反流性食管炎的最初诱因。而且酒精是一种很好的溶剂，可促进致癌物（烟草）进入食管，造成食管黏膜损伤，为食管癌的发生创造了条件。假酒中还可能有亚硝胺等诸多的有害物，会加重食管黏膜的慢性损害。总之，喝酒与食管癌脱不了关系。

（四）哪些地区最受食管癌"青睐"

食管癌占所有恶性肿瘤的 2%，而全世界每年约有 20 万人死于食管癌。世界范围内的食管癌高发区集中在东北亚、中亚、南亚、南部非洲、拉丁美洲和法国的布列特尼地区，其中哈萨克斯坦的古里亚夫、伊朗北部的土库曼、南非的特兰斯凯等，其发病率均超过 100/10 万。而欧洲的大部分地区、北美洲发病率较低。

我国是食管癌高发区，因为食管癌而死亡者仅次于胃癌，居第二位。食管癌在我国有明显的地理聚集现象，高发病率及高死亡率地区相当集中。主要高发区在河南、江苏、山西、河北、福建、陕西、安徽、湖北等省，其中以河南最高，平均 10 万人中就有约 35 人得食管癌。高病死率水平地区主要分布在：河南、河北、山西三省交界（太行山）地区，四川北部地区，鄂豫皖交界（大别山）地区，闽南和广东东北部地区，苏北以及新疆哈萨克族聚居地区，其中河南省患病死亡率最高。

二、见微知著，因人施治

（一）食管癌有哪些危险信号

食管癌是我国常见的恶性肿瘤之一。由于正常食管上皮细胞的增生周期比较长，食管基底细胞由重度增生到癌变的过程需要1～2年的时间，因此，早期食管癌的症状通常不明显。也正是这样，早期食管癌常常被人们所忽视，当其被发现时大多已经到了晚期。当然，对于食管癌的一些症状还是有迹可循的。如何了解是否患食管癌呢？当出现以下症状时，就要警惕有可能是食管癌发出的危险信号。

危险信号一：吞咽食物时的异物感。

在吞咽食物过程中，特别是干硬食物，经过某区域产生一种异物感，而且常固定在这个部位。有的患者描述像有永远咽不完的东西的感觉。因这种早期症状轻微并呈间歇性发生，也易被人们忽视。因为食道较窄，如果长了肿瘤，食道的柔软度就会改变，食物通过时会产生异物感，异物感可能反复出现，隔几天后不适还会逐渐加重。所以，当吞咽食物出现异物感时就要及时检查，排查是否发生病变。

危险信号二：胸骨后胀闷或轻微疼痛。

患者感觉胸前始终有一种闷气现象，似有物体堵塞，使胸内呈紧缩的感觉，在吞咽食物时尤为明显，但不影响正常生活和工作。这种食管癌的早期症状并非持续发生，或在劳累后及快速进食时加重。这是因为当人进食时食管就开始蠕动，当食物行进到病变部位时就会出现不适症状。

危险信号三：吞食停滞或顿挫感。

即患者在吞咽食物时似有在某个部位一时停滞顿挫的感觉，这种情况也非持续发生，只有在病变发展后才逐渐明显起来。吞咽困难是食管癌最常见的症状，进展期食管癌患者常因咽食困难而就诊，吞咽困难呈进行性发展，甚至完全不能进食，常伴有呕吐、上腹痛、体重减轻等症状。

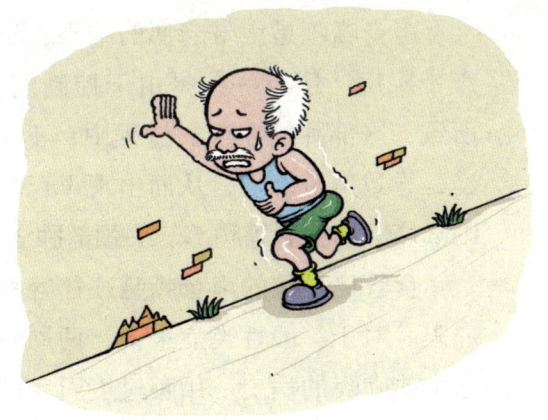

危险信号四：不明原因消瘦。

无论是早期或者晚期患者，都可以见到不明原因消瘦，以晚期患者更为常见。它主要是由患者营养摄入不足、营养不够所引起的。引起消瘦的主要原因有以下几点。

（1）癌肿不断生长，摄取人体大量的营养物质；晚期食管癌造成吞咽困难甚至不能进食亦影响营养物质的摄取，导致患者营养不良、消瘦、恶病质。

（2）癌组织坏死后产生毒素，使患者出现厌食和发热，减少了营养物质的摄取，增加了身体的消耗。

（3）癌组织坏死，破坏血管，可以造成不同程度的出血，特别是食管癌，由于吞咽过程中食物的摩擦，更容易造成慢性出血，造成患者消瘦和贫血。

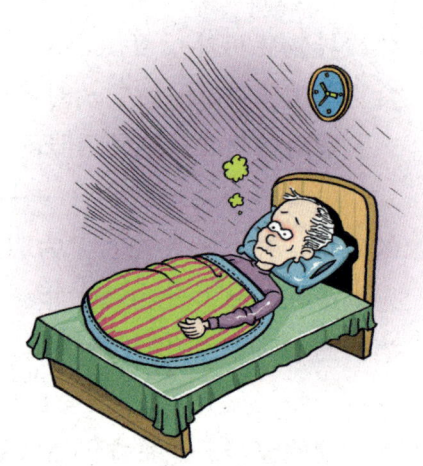

晚期食管癌患者往往是多种症状夹杂，患者和家人容易觉察。有小部分早期食管癌患者，仅出现消瘦，而吞咽不畅的症状不明显，此时要加以注意，及早到医院就诊。

危险信号五：声音嘶哑。

声音嘶哑是声带麻痹的结果，诱发原因有很多，常见的诸如感冒或声带疾病。还有一些是由于控制发音功能的喉返神经受到损害或压迫所致，胸部肿瘤在生长过程中，不断"扩张恶性势力"，压迫了这条神经，导致声带麻痹，从而出现声音嘶哑的症状。可见于食管癌、肺癌、咽喉癌、淋巴瘤等胸部、头颈部肿瘤。

食管癌导致的声音嘶哑往往容易被大家忽略，所以需要大家多留个心眼。对于一般性炎症来说，两周时间基本能改善或恢复，除非有慢性喉炎或咽炎的病史。用嗓过度引起的声音嘶哑，经过两周时间的静养，声带紧张状态也可以得到缓解。如果出现原因不明的声音嘶哑，经过两周的对症治疗后仍然没有改善，那么就必须引起足够的重视；3个月不缓解，就要高度警惕是否因肿瘤引发，应及时到医院就诊，排查食管癌的可能，一旦确诊，应尽快接受治疗。

（二）各期食管癌有什么表现

食管癌早期的症状往往不典型，常常是轻微、间断的，且症状时轻时重、进展缓慢。但这些症状都有反复发作的特点，一般症状常持续3个月以上，此时如果到医院做全面检查，早发现、早诊断，接受系统治疗，预后相对较好；而到了症状经常、持续性发作并不断加重时，则不是早期了，这时肿瘤可能已多处浸润，对身体健康影响甚大，治疗起来难度也比较大。下面我们再来总结一下不同时期食管癌的表现。

1. 早期食管癌症状及体征

由于食管具有强大的伸缩功能，70%以上的早期食管癌患者没有或仅有轻微的症状。部分患者会觉得食管内有异物感，或者是在吞咽粗硬食物时有不同程度的不适感。如食物通过食管时缓慢或有哽噎停滞感，或者吞咽时胸骨后有烧灼样、针刺样或牵拉摩擦样疼痛。在初期，这种哽噎停滞感常常能在喝水之后缓解消失，症状也是时轻时重，进展缓慢。

2. 中期食管癌症状及体征

中期食管癌的典型症状：进行性吞咽困难，有时伴有吞咽疼痛。患者常常因咽食困难而到医院就诊。此时，吞咽困难呈进行性发展，先是难咽干的食物，继而是半流质食物，最后甚至完全不能进食，连水和唾液也不能咽下。常伴有进食呕吐，呕吐物以黏液和泡沫为主，可混有少量食物。肿瘤侵犯到邻近组织和器官可引起相

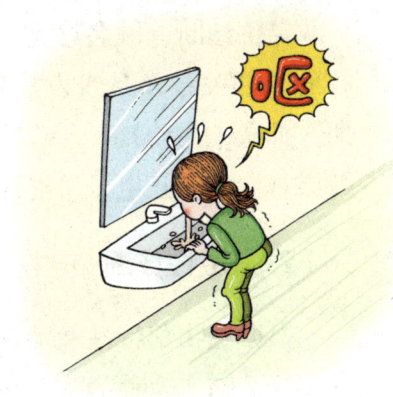

应的症状,如肿瘤自身或转移的淋巴结压迫喉返神经出现声音嘶哑,压迫气管引起刺激性干咳,锁骨上淋巴结转移出现颈部肿块,等等。另外也可能出现胸背痛、体重减轻等症状。

3. 晚期食管癌症状及体征

晚期多为食管癌引起的并发症或出现转移的临床表现:食管穿孔致纵隔炎、食管气管瘘等;肝转移出现腹水、黄疸;肿瘤阻塞,导致患者饮食难下,加之肿瘤的过度消耗,患者的体重进一步下降,部分患者会出现恶病质状态,表现为全身消瘦明显、疲倦乏力,抵抗力较差,容易引起感染。

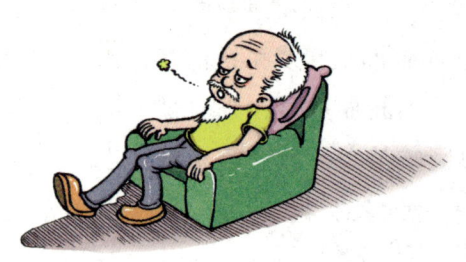

(三) 如何确诊食管癌

如果出现不明原因的、持续性的吞咽不畅或哽噎感、声音嘶哑、进行性体重下降等症状,千万不要慌乱,也不要讳疾忌医,而是要及时到正规医院找专业医生就诊,进一步做检查来排查是不是食管生了肿瘤。

概括来说,食管癌的诊断不外乎两方面:定位诊断与定性诊断。

1. 定位诊断

定位诊断,顾名思义,即是明确肿瘤病灶的位置、大小,与周围器官的毗邻关系及是否发生转移等,通过检查能大致判断疾病是属"早期"抑或"中晚期",常用的检查手段有消化道钡餐试验、电子计算机断层(CT)、正电子发射计算机断层显像(PET-CT)等。

2. 定性诊断

根据生物学特性及治疗方法的不同,食管癌也分鳞癌、腺癌及小细胞癌等,临床上称为病理诊断,是分辨良性、恶性,确诊食管癌的"金标准"。临床上常采取纤维电子食管镜或胃镜检查，在中国，95%以上食管癌属于鳞癌，而欧美国家则腺癌多见。

（四）食管癌常用的检查方法

1. 上消化道钡餐检查

X线钡餐检查方法简便，比较容易为患者所接受，是食管及贲门肿瘤早期诊断的一项非常重要的检查手段。在检查时让患者分多次小口吞咽预先调好的钡餐，钡餐的成分是硫酸钡，白色，无毒，不溶于水和酸，X线不易穿透，进入消化道后，会附着在消化道壁上，在X线片上呈现白色的食管轮廓，以检查食道内壁有无缺损、溃疡及肿瘤占位等。此检查对于分期较晚，肿瘤侵犯管壁导致管壁僵硬、食管狭窄灵敏度高，检出率高。而由于早期食管癌的病变多局限于食管黏膜层，这种细微病变通过X线难以查明，但仔细观察黏膜皱襞的改变和管腔的舒张度，有时还是能找到蛛丝马迹，以辅助诊断。整个检查通常大约需要15分钟，过程并没有什么痛苦，检查结束后一般也无明显不适。钡餐不会被胃肠道黏膜吸收，一段时间后它会随代谢排出体外，如果吞钡后引起便秘，可以服用缓泻药物改善症状。

2. CT和核磁共振检查

相比X线钡餐检查，胸部CT检查显示出的组织结构更加清晰，对胸部病变的检出敏感性和显示病变的准确性均优于常规X光胸片。食管周围有一层脂肪包绕，CT能清楚地显示食管外形和食管与邻近器官的关系。对食管癌患者进行胸部及上腹部CT检查可以显示纵隔淋巴结和膈下淋巴结，以判断淋巴结转移的情况。这对于了解食管癌的分期是非常重要的。

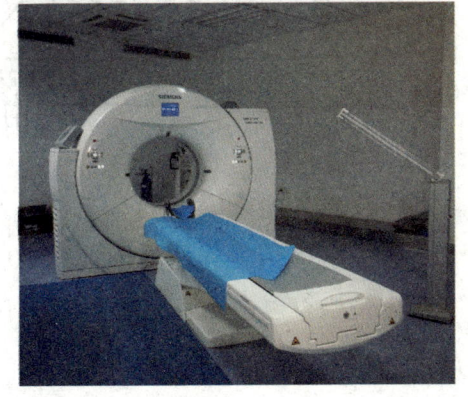

增强 CT 是指经静脉将碘造影剂注入血管内再进行 CT 扫描。血管内碘浓度增高后，使病变组织与邻近正常组织间的密度差增加，让病变显影更为清楚，以显示常规 CT 上未被显示或显示不清的病变。相比常规 CT，增强 CT 对小病灶的检出率高，对血管结构看得极其清楚，通过了解病变有无强化或强化类型，可以对病变做出定位诊断。

食管癌表现为软组织肿块，核磁共振（MRI）检查通过立体三维成像，对于显示软组织肿物的大小、外侵的程度、是否侵及邻近器官等十分清楚。此外 MRI 检查显示纵隔淋巴结肿大较 CT 为优，因此 MRI 在食管癌的分期及评估肿瘤能否手术切除，以及随诊观察方面均有重要意义。

3. 超声内镜检查

超声内镜（EUS）结合了内镜和超声探查的双重优点。可以在直视消化道管腔的同时，清楚地显示食管壁的各层结构、大部分纵隔淋巴结、胃周淋巴结、腹腔干淋巴结以及肝左叶，因此可对食管癌的肿瘤本身及淋巴结情况做出精确判断。在超声内镜的帮助下，外科医生在手术前能更为精准地掌握肿瘤的情况，从而选择最优手术方案。另外，食管癌术后复发的症状容易被术后食管的良性狭窄或蠕动异常所掩盖，且复发的病灶多见于黏膜下或管壁外，此时能够观察到食管壁各层结构的超声内镜检查就显得尤为重要了。

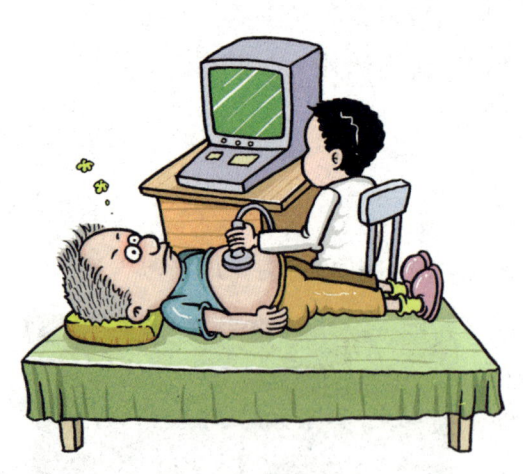

当然超声内镜也有不足之处。由于受检查范围及肺的影响，判断食管癌淋巴结转移的准确性为 60%～70%，还不能取代 CT 的作用；超声内镜检查也常因肿瘤堵塞食管不能插入而受到限制。

4. PET-CT 检查

正电子发射计算机断层显像（PET-CT）检查是目前最先进的影像学检查，被誉为"现代医学高科技之冠"。一个地区 PET-CT 机数量的多少，甚至在一定程度上反映了这个地区的医疗水平。

PET-CT 的原理是利用肿瘤细胞的高代谢特征，它比正常细胞"吃"得多，并且"吃"不饱的特性。检查时给患者注射一种特别标记好的糖，这种糖会被"贪吃"的肿瘤细胞大量摄入，扫描时身体哪里堆积了大量标记的糖，哪里就可能是肿瘤，这样哪里有肿瘤、肿瘤转移到了什么地方就一目了然了。

PET-CT 对于食管癌及其他恶性肿瘤的诊断及评价优势非常突出，能一次性探查体内肿瘤原发灶及所有转移灶的位置、大小、与周围器官的毗邻关系及代谢活性等，可准确地对肿瘤进行分期，评价治疗效果，减少不必要的治疗方法和剂量。对于常规 CT 难以发现的早期食管癌或难以分辨良性或者恶性的肿块，PET-CT 亦可一步到位明辨是非，避免了多种检查延误疾病诊断或者制订错误的治疗方案。

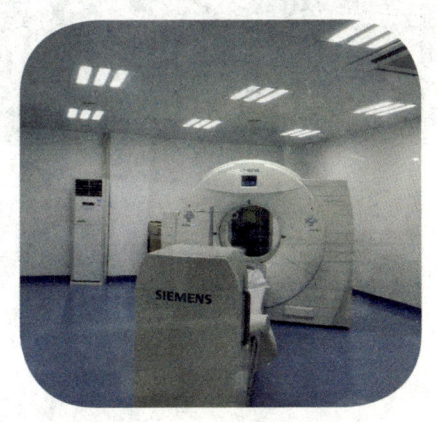

PET-CT 优势明显，好处多多，然而检查费用也相当高昂，一次检查需花费约 9 000 元人民币，且不纳入医保报销范围。而肿瘤患者全身检查及治疗的费用均不菲，对于普通家庭来说负担不可谓不沉重。因此，在经济条件允许下，PET-CT 可作为初诊患者或疑难患者的影像学首选，不作为常规推荐。一般情况下，常规 CT 及 MRI 等影像学足以应付临床诊疗所需。

5. 食管胃镜检查

内镜检查可直接观察癌肿的形态，并可在直视下多点取癌组织行病理学检查，以确定诊断。目前多使用纤维食管镜或胃镜检查，纤维内镜柔软可曲，插管容易，同时医生操作时可看清管腔情况，以避免损伤管壁。纤维镜或电子镜均可放大病变，容易观察细小变化，对早期食管癌的诊断很有帮助。

什么时候需要做纤维食管胃镜检查呢？第一，早期患者无症状或症状轻微，X线检查无肯定发现，而有其他检查高度怀疑食管癌时；第二，X线所见与良性病变不易鉴别；第三，已确诊的食管良性病变，如憩室或贲门失弛症，症状有明显加重时；第四，X线或胸部CT等检查考虑为食管肿瘤，需要活检以明确病理情况；第五，已接受各种治疗的患者的随访，观察疗效。

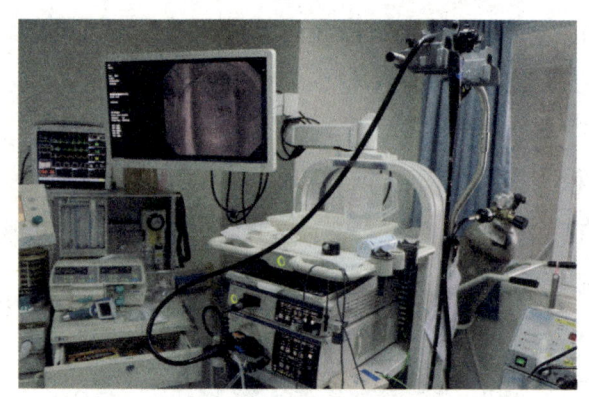

事实上，即使CT等定位诊断已经明确，临床医生给出的答复也只是"考虑食管癌的可能性大"，因为没有病理诊断，妄自下食管癌的诊断是不严谨的。因此，对于疑似食管癌的患者，此项检查是必做的，内镜直视下对疑似病灶进行取样化验，以明确病理诊断，亦即定性诊断。

6. 病理检查

直到目前为止，病理学的诊断仍是诊断食管癌的"金标准"。所谓病理检查就是将内窥镜检查时取样的肿物进行化验。

取得病理学诊断的方法有两个：细胞学检查、病理组织活检。

（1）细胞学检查。细胞学检查是通过获取肿瘤脱落细胞或由穿刺获取肿瘤细胞进行病理诊断的方法。脱落细胞标本采集方法有：食管拉网法、海绵球法、纤维胃镜下刷检法、超声内镜下细针吸法、灌洗液检查法、锁骨上肿大淋巴结针吸法等。此类方法根据临床需要而做，因易出现假阴性已不常用。

（2）病理组织活检。做纤维食管胃镜检查时，观察食管肿瘤的形态、大小、部位等，并行多点位置的组织活检。该法操作容易，安全可靠，通过多点取活检，确诊率较高，是食管癌诊断的主要方法，也是最常用的方法之一。

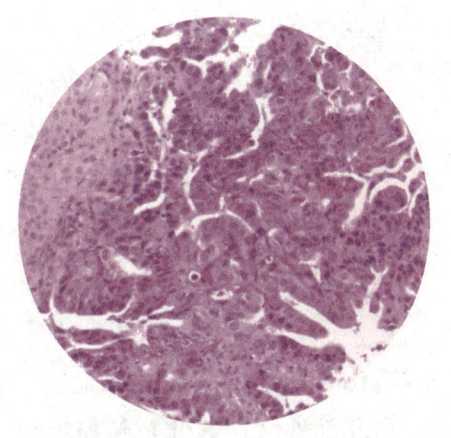

病理诊断是肿瘤治疗的基础，不同病理类型的食管癌治疗方案有一定差别，因此病理检查是最重要的检查。

（五）食管癌治疗与答疑

有人说"1/3 的恶性肿瘤患者是被吓死的"，这话固然有夸张的成分，但是也贴切地剖析了肿瘤患者的心理——恐惧！

恐惧源于对肿瘤的未知与误解，大部分人对肿瘤的认识还停留在"绝症"上，然而随着科技的发展，医疗手段日新月异，肿瘤已经不是"不治之症"，更科学合理的观点是将肿瘤当成如高血压、糖尿病一般的慢性病对待。因此，肿瘤患者需放松身心，克服恐惧心理，先过自己这一关，医生做盟友，家人为后盾，做好与汹汹来袭的肿瘤打持久战的准备。

下面让我们一起来了解食管癌治疗中的一些疑问。

1. 导致食管癌最主要的因素是什么

诚然，不洁饮食、抽烟饮酒、环境污染等都是导致食管癌的重要因素，还有另一个不容忽视的因素便是年龄，食管癌极少发生在儿童或年轻人身上。《中国肿瘤登记年报》显示：第一，无论男女，癌症发病率从 50 岁以后就呈指数增长；第二，老年男性比女性得癌症概率高。

随着人类平均寿命的增加，得癌症的概率越来越高是不可避免的，大家都清楚肿瘤的发生不是一朝一夕的，而是经年累月地在诱发因素的刺激下由量变引发质变。这个需要一个过程，年龄越大，这个质变的发生就越多。

同样道理，随着年龄增长，食管癌发病率也随之增高，年龄在50～69岁的食管癌死亡人数占全部食管癌死亡的60%以上，35岁以前的构成比很小。因此，对于45岁以上且存在以下高危因素之一者，每年的常规体检意义重大，且每3～5年需行一次食管胃镜检查。

高危因素：

（1）长期居住在食管癌高发区如河南、河北、山西三省交界（太行山）地区，四川北部地区，鄂豫皖交界（大别山）地区，闽南和广东东北部地区，苏北及新疆哈萨克族聚居地区。

（2）直系亲属有食管癌病史（主要指父母及兄弟姐妹）。

（3）既往食管有病变史（胃食管反流、慢性食管炎、Barrett食管、食管白斑症、食管憩室、贲门失迟缓症等）。

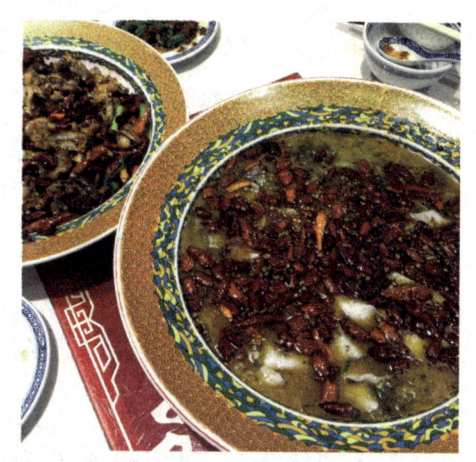

（4）既往有其他肿瘤病史。

（5）长期吸烟或饮酒史。

（6）长期不洁或不节饮食史（过辣、过烫、霉变等）。

2. 食管癌会传染吗

食管癌会传染吗？答案是不会的。

很多患者忧心忡忡，不是担心自己，而是担心家人，得了这么个病，要是不小心传染给家人该怎么办？于是日常不敢和家人亲密接触了，碗筷、衣物等日用品都分开用了。其实大可不必，因为肿瘤不具传染性。

所谓传染性，是指病原体（如细菌、病毒等）从宿主（患者）排出体外，通过一定途径到达新的易感者体内。传染病的流行必须具备传源、传播途径、易感人群三个基本因素，如禽流感、"非典"都属于传染病范畴，而肿瘤并不具备传染病的这些特性。

那么"夫妻癌"是怎么回事呢？没有血缘关系的夫妻双双得癌，而且是同一种癌，莫不是一方传染给另一方？答案依然是否定的，而是与夫妻双方的饮食起居、生活环境一致息息相关。从食管癌的高危因素分析，夫妻双方居住地如果存在水资源或空气污染，双方都无法避免；丈夫抽烟，妻子不可避免地要吸"二手烟"；日常常吃腌制食品或亚硝酸盐富集的食物，家庭成员罹患食管癌的风险也会增加。

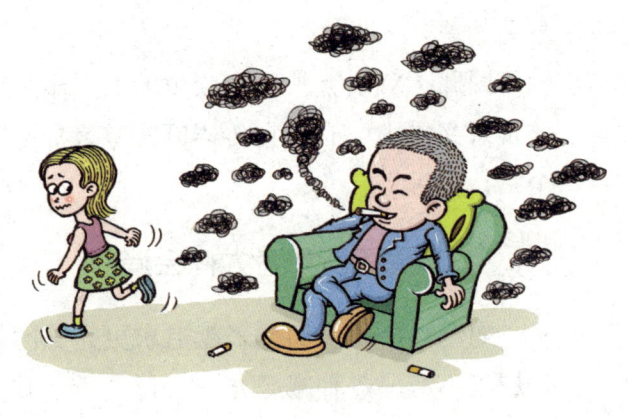

肿瘤患者在承受身体病痛的同时，内心也饱受煎熬，这个时候家人的陪伴及支持尤显重要。因此无论是患者本人抑或是家属，都应放下心理负担，彼此扶持，积极面对才能共渡难关。

3. 食管癌会遗传吗

食管癌会遗传吗？答案也是否定的。截至目前，尚无权威报道证明食管癌具有遗传性。然而，国内曾发现一家九代人中，有56人死于食管癌，另外食管癌中"父子癌""兄弟癌"的情况也屡见报道，这种情况又做何解释？

专家认为，这样的癌家族毕竟是极端例子，只占了极少数，没有普遍意义，不能作为食管癌会遗传的证据。那么又如何解释这个客观存在的事实呢？比较被认可的理由有三点：①家族长期生活在共同的生活环境里。②家族的生活习性及不良习惯一脉相承。③上一代遗传给下一代容易发生食管癌的体质，而不是直接遗传了食管癌。前面两点很好理解，第三点引申出一个专业术语：遗传易感性。所谓遗传易感性，是指在同一条件下，部分人群对于外界的刺激更敏感，更容易发生肿瘤，当机体免疫力低下时不能把突变的细胞扼杀在萌芽中，导致肿瘤发生，因此具备易感性的人群在致癌因素作用下，罹患肿瘤的风险更高。容易患癌的体质，其实就是具有容易突变的致癌基因，这个是会"代代相传"的，所以从这个角度理解，肿瘤虽不会直接遗传给下一代，但也跟遗传息息相关。

因此，对于有肿瘤家族史的人，步入中年以后一年一度的全面健康体检意义重大，有句宣传语颇有夸大成分却不失为警世良言：早发现几个月，多活几十年。

4. 食管癌的患者为何会消瘦

如今社会，人们越来越追求更完美的体态，因此减肥产品、减肥广告层出不穷，各种减肥方法大行其道。其实，有效地控制体重的方法说穿了其实就是两方面：一个是控制饮食减少热量摄入；另一个是加强运动增加热量消耗。可高度概括总结为：管住嘴，迈开腿！

减肥是人为地去减轻体重，而对于肿瘤患者而言，体重的下降是不随意志而改变的，往往在不知不觉中人就瘦了下来。在众多肿瘤中，食管癌所导致的消瘦往往是最早且最严重的，其原因有以下几个方面。

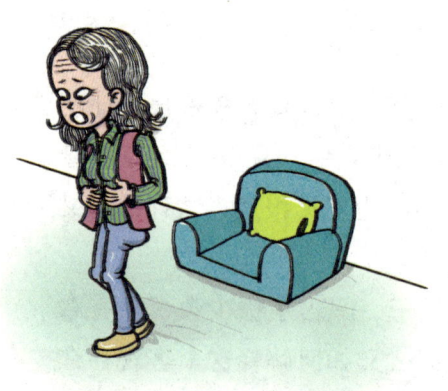

（1）肿瘤不断无节制生长，比正常组织消耗更多能量，人体摄入的营养物质很大一部分供应给了肿瘤。另外肿瘤细胞能释放肿瘤因子，引发全身性炎症反应，增强了机体的代谢从而抑制了食欲，导致吃很少就有饱腹感。

（2）癌组织坏死，破坏血管，可以引起不同程度的出血，食管癌表面常因食物摩擦，更容易引起慢性出血，造成患者消瘦和贫血。

（3）食管是运输食物的通道，俗话都说"人是铁饭是钢，一天不吃饿得慌",通道被堵后果可想而知。早期食管癌尚能正常进食,然而吞咽的异物感及疼痛常常令患者不敢放开地吃;中期食管癌通而不畅,仅能进食流质,营养物质的摄入就大大地减少了;到了肿瘤晚期,食管完全闭塞,患者常咽不下东西,或咽入即吐,没有任何食物入肚,焉能不瘦?

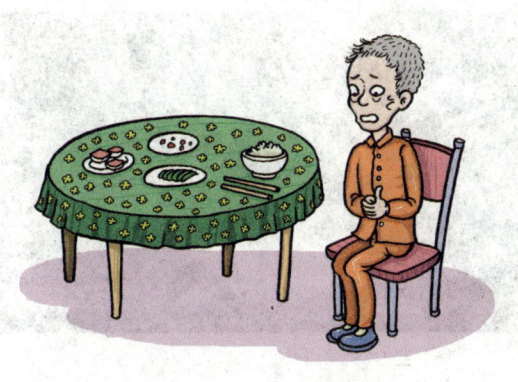

以上几个方面的原因,其实跟减肥的道理一样,肿瘤一方面减少了正常人体所需能量的摄入,另一方面又增加了能量的消耗。因此对于不明原因的突然消瘦,都要警惕肿瘤发生的可能性。伴随着身体的消瘦,机体的活动能力、免疫能力都会随之下降,进而无法耐受一些针对肿瘤的治疗,在医学上称之为恶病质状态,常常导致系统衰竭而死亡。

5. 晚期食管癌吃不下东西怎么办

晚期食管癌患者常因为肿瘤堵塞食管导致滴水不进,这个时候当务之急不是考虑放疗、化疗来控制肿瘤,而是要赶紧开放生命通道,恢复患者的饮食。

(1)姑息手术。已属晚期的食管癌、贲门癌不能施行根治性手术并有高度吞咽困难者,为解决进食问题,可予局部切除,为放射治疗及化学治疗提供条件。若肿瘤已不能切除,仅能做减瘤手术,常用的有食管分流术或食管腔内置管术,以暂时解决患者进食问题,然后再施行放疗或化疗。这些都属于姑息手术。

胃造瘘术也属于姑息术的一种。有严重梗阻且不能耐受切除手术的晚期食管癌患者可行胃造瘘。晚期食管癌在胃造瘘术后生存期一般在3个月左右,此时患者一般体质较差,容易引起感染等并发症,应注意护理,以免影响患者的生存质量,乃至影响生存期。

(2)支架置入术。食管癌支架置入术创伤小,在内镜引导下可准确定位，对狭窄部位的扩张率达100%，并可根据不同的治疗目的选择不同类型的支架，是目前比较推崇的治疗手段。支架置入后能凭借自身张力撑开狭窄处，支架上下端呈喇叭口状，与食管内壁贴附良好，防止支架移位。需要注意的是，支架置入术也有弊端，如：①置入后胸口不适，胸痛很常见。②患者因胸痛不适要求取出时，取出困难。③支架移位或脱落。④可致胃食管反流。

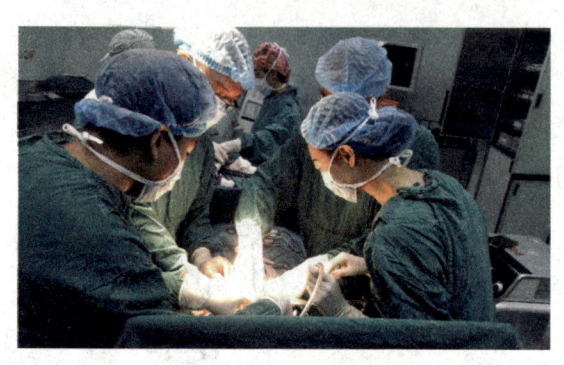

在治疗过程中患者需结合医生的建议与自己的实际情况选择合适的治疗方案。

6. 晚期食管癌发生食管气管瘘、纵隔瘘怎么办

食管的位置特殊，从口咽部至腹腔，与一些重要脏器毗邻，前面紧贴着气管，后面则靠着心脏及出入心脏的大血管。

食管癌发生时，是呈浸润性生长的，就如同一杯水倒在布料上慢慢溃开，肿瘤从食管的内壁慢慢往外生长，依次侵犯黏膜层、黏膜下层、肌层、外层。当肿瘤突破外层时，周边的组织器官就直接暴露在肿瘤细胞之下，肿瘤就如附骨之疽依附在周围组织器官上，继续生长，继续破坏。

气管紧贴着食管，最容易受到波及，肿瘤浸润了食管与气管，破坏了正常的组织结构，并将食管与气管侵蚀出一个空洞，这个时候食管气管瘘就形成了。本来气管与食管各司其职，各行其道，气管负责运输空气，食管负责运输食物，瘘管形成之后，吞下去的水和食物就会顺着瘘管进入气管，跑进肺里面。纵隔是一个解剖学上的概念，食管纵隔形成机制与气管瘘一致。

肺有保护机制，当气管存在异物时，可以通过咳嗽产生气流把异物排出，往日里我们一口水喝急了就会剧烈呛咳，正是肺的保护机制在起

作用。瘘管形成后，食物残渣经过气管进入肺，就不是那么容易排出来了，除了引发持久的咳嗽之外，还会导致肺部感染，严重者甚至致命，所以食管气管瘘是食管癌一个非常凶险的并发症，需及时识别并治疗。

如果食管癌患者在小口抿水时都会引发呛咳，那么这个时候就需要警惕食管气管瘘的存在了，确认瘘管存在时就不能再进食了。目前治疗瘘管的主要手段是内镜下行覆膜食管支架置入术。该方法操作简单，效果显著。原因有：①因为支架上覆盖着薄膜，能有效地封堵食管气管瘘或纵隔瘘。②支架的张力可撑开狭窄的食管，解决进食困难的问题。③覆盖的薄膜能有效阻止癌组织向管腔内生长，防止再堵塞。

7. 得了食管癌还能活多久，应该如何治疗

这个几乎是所有肿瘤患者和家属最关心的问题，也是所有肿瘤专科医生孜孜不倦努力攻关的课题。

对于极早期患者，病变仅局限在食管黏膜固有层（T1a），通常不伴有淋巴结转移，可以采用内镜下黏膜切除术（EMR）。方法简单，效果显著。5年生存率可高达97%（即97%的患者治疗后活过了5年），需指出的是处于此分期的患者几乎没有任何临床症状，大部分是由体检发现的。

对于早期患者，病变已突破黏膜固有层，尚无淋巴结转移者，需行手术根治术。术后5年生存率高达90%左右，术后25年生存率仍可高达50%左右。而对于局部晚期的患者，肿瘤突破食管外膜并侵及胸膜、心包等组织，或伴淋巴结转移者，仍可手术切除，但手术难度大、风险高，可在术前行放疗、化疗后再进行手术，其5年生存率可超过45%。

而对于晚期食管癌，肿瘤与周围重要器官如气管、心脏、膈肌等组织粘连而无法手术，或者肿瘤转移至肺、肝等其他器官者，研究已证实手术无任何获益，且增加创伤，仅能做姑息性的放疗、化疗及中医药的抗肿瘤治疗。这部分患者预后较差，预计生存期9～15个月。

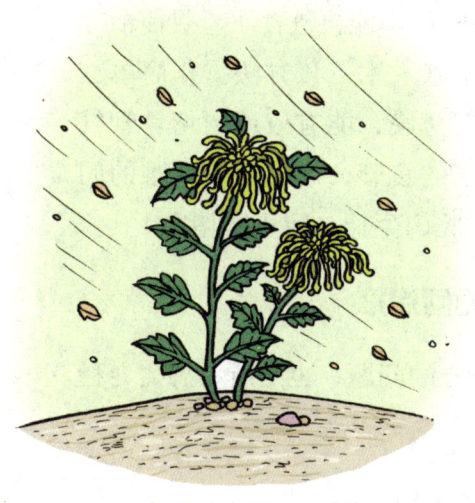

从以上数据我们可以得出，肿瘤发现得越早，手术治疗的效果越好，患者的生存时间越长；手术切除是食管癌的主要治疗方法，可以手术切除的患者预后要远远好于不能手术切除的患者。因此临床医生会积极地为手术创造条件，部分患者在初诊时评估无法接受手术治疗，而经过前期的放疗、化疗及中医药治疗后，达到了手术条件，能明显地改善预后。

必须强调的是，以上数据仅为统计数据，概括了大部分人的情况，只能作为大致的参考。无法手术治疗的患者，千万不能放弃对生命的渴望，要配合医生，坚持长期治疗，宽舒心理状态，增加饮食营养，提高自身免疫功能，长期生存并非遥不可及。

8. 晚期食管癌为什么那么难治

现有的医疗手段无法治愈晚期食管癌，晚期食管癌的治疗目的是有效地延长患者的生存期及改善其生活质量。即使是早期的食管癌，做了肿瘤根治术后仍有部分患者会在一定的时间后复发甚至发生病变转移。

良性肿瘤与恶性肿瘤的区别在于良性肿瘤不发生转移，只在一个地方固定生长，属于"钉子户"；而恶性肿瘤即使是肿瘤病灶很小，也可能已经发生了微转移。早期肿瘤在根治手术前，极少数量的肿瘤细胞可能已经通过血液、淋巴管甚至直接播散等途径到达身体的某个角落，藏匿起来，待到机体免疫力下降，肿瘤细胞重新激活，星星之火终成燎原之势。这也是食管癌术后辅助化疗的理论基础，将身体残存的肿瘤细胞最大限度地杀灭以降低术后复发率，延迟复发时间。

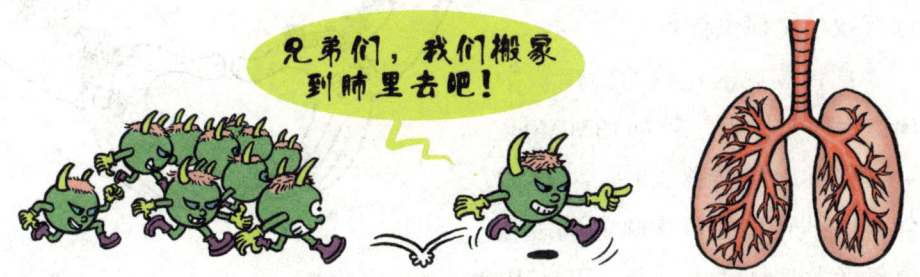

食管癌一旦发生了转移，就会从一个肿瘤变成多个肿瘤，其治疗的难度不言而喻。食管癌最经常发生肺转移和肝转移，由于这两个器官功能的重要性，在治疗时不得不衡量再三，很少有机会手术切除所有病灶，只能采取姑息的治疗方法。另外，发生转移的患者体内肿瘤负荷明显增大，恶病质状态无法逆转，最终将机体拖垮。

9. 手术前为什么要先做放疗、化疗

很多患者在确诊了食管癌之后心急如焚，恨不得马上做手术把肿瘤切除。但是临床治疗肿瘤好比行军打仗、排兵布阵，须懂从长计议。从疗效最大化的角度出发，针对局部晚期（ⅡA～Ⅲ期）的患者，医生往往会建议患者手术前先做放疗、化疗。那么术前放疗、化疗到底有什么好处呢？

（1）手术前，患者身体情况良好，术前放疗、化疗容易完成。

（2）可降低肿瘤病期，缩小肿瘤大小与范围，降低手术难度与风险，提高完全切除的概率。

（3）肿瘤早期可能已通过血液或淋巴管等途径转移到远处，术前放疗、化疗能在一定程度上消灭这些医学手段检测不出来的微小病灶。

（4）能减少手术过程中肿瘤细胞因手术切割挤压而脱落形成的种植转移。

（5）术前放疗、化疗还具有互相增敏的协同作用，放疗、化疗联用效果要优于单用化疗或单用放疗。

（6）可作为肿瘤对化疗药物体内敏感性的评价，为后续的治疗筛选有效药物提供依据。

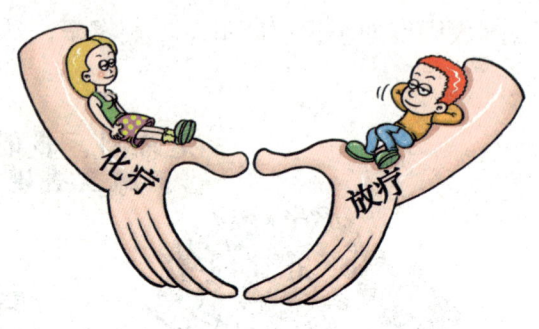

《食管癌规范化诊治指南》中提出：治疗前临床分期为T3N0M0、T1-T2伴淋巴结转移、T3-T4伴或不伴淋巴结转移的可切除的胸段食管癌患者尤其是鳞癌患者，可采用术前放疗、化疗。

医学跟法律一样，也讲究证据，无数的临床实践表明：对于单纯手术的患者，只有30%左右的人能存活超过5年，而多数患者在手术后3年内出现转移或局部复发。而经过术前放疗、化疗的患者，存活超过5年的比例可达45%或更高。甚至部分患者在手术后，将切下来的肿物放到显微镜下仔细查找，发现大部分肿瘤细胞已坏死。

10. 手术后为什么还要做化疗

手术把食管癌的老巢一锅端了，但是肿瘤细胞极其狡猾，可能在前期已经派出侦察兵或者先锋小队潜藏起来，由于数量极少，常规的医疗检测手段无法明确探测出来。这些小兵潜伏着，就等着机体免疫力低下的时候死灰复燃、东山再起。这也是目前食管癌治疗的难点所在。

目前，对于局部中晚期食管癌术后患者，尤其是伴淋巴结转移者，会常规推荐2～4疗程的术后化疗，其机制是消除根治性手术后残留在食管癌患者体内的微小转移灶，预防其局部复发与远处转移。临床研究证实这样能显著降低局部复发率，提高患者生存率。

当然，每个人的身体素质千差万别，治疗的效果也不尽相同，不可一概而论，是否需要做术后化疗还得经过有经验的医生判断后再做定论。

11. 化疗可怕吗

化疗其实不可怕。现在的人对化疗有很深的误解，认为化疗治不好病，反而会给患者带来巨大痛苦，加速死亡。这样的误解来源于一些营利机构的伪科学文章，以及一些影视作品为了剧情需要做的渲染。可悲的是，现在化疗的凶恶形象在普罗大众中已经根深蒂固。

不可否认，化疗有一定副作用，然而瑕不掩瑜，化疗仍是治疗食管癌的有效手段之一。研究已表明术前化疗与放疗联合能协同增效，能使患者术后不复发或延迟复发的时间，延长其生存期。

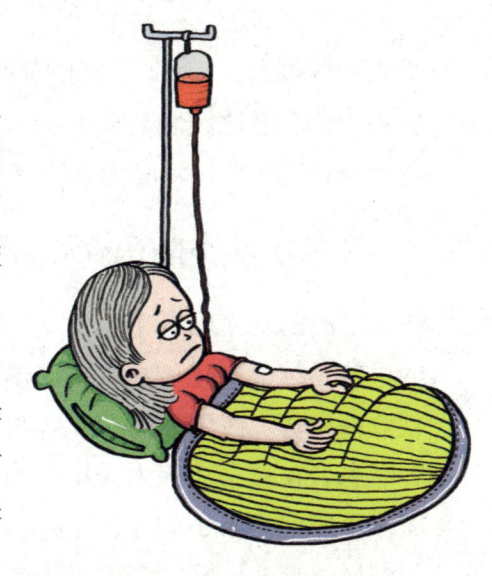

对于部分局部晚期的食管癌患者，由于肿瘤浸润较深而失去了手术机会，肿瘤像螃蟹一样伸出手脚侵犯周围组织。这个时候，化疗药物好比一把利刃，能把肿瘤伸出的手脚都斩断，肿瘤侵犯的部位在化疗后清除干净了，临床称之为肿瘤"减期"了，这时患者可以再次接受手术指征的评估。

对于晚期食管癌而言，姑息化疗是治疗的主要手段，可以有效地延长患者的生存期，改善生活质量。而且近年来化疗药物不断推陈出新，不但疗效好，毒副作用也明显减轻，所以，对化疗副作用的"刻板印象"要改一改了。值得一提的是，中医药在缓解化疗副作用如胃口差、呕吐、脱发及骨髓抑制等方面卓有成效，与化疗合用还能起协同增效的作用。

12. 分子靶向药物能不能治疗食管癌

当今分子靶向药物治疗的应用为食管癌患者生存期的延长及生存质量的改善带来了可能。分子靶向治疗联合同步放疗、化疗可以进一步提高食管癌的疾病控制率和延长患者的生存期。现有研究表明：吉非替尼可能是晚期食管癌二线治疗的有效药物；厄洛替尼可能对食管胃交界部腺癌更有效；尼妥珠单抗联合化疗治疗晚期食管鳞癌能提高疗效，延长患者生存期；曲妥珠单抗可用于治疗HER-2阳性食管胃交界部腺癌或胃癌。

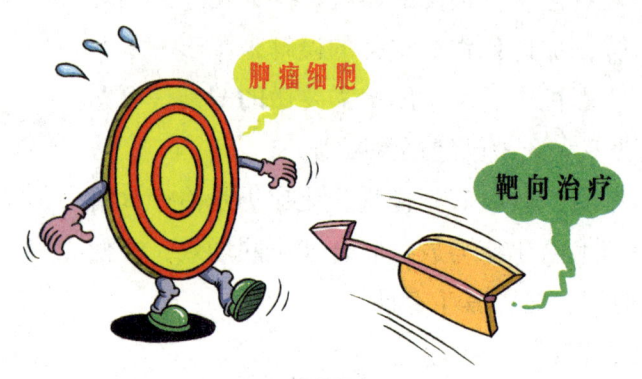

食管癌是一个复杂的疾病，有很多潜在的靶点可以被阻断或抑制，因此，多靶点的分子靶向治疗对于食管癌会具有更大的应用价值。总之，随着研究的深入，针对分子靶点的抗肿瘤药物凭借其特异性和靶向性，将成为食管癌治疗的主要研究方向之一。

（六）综合防治食管癌，中医药保驾护航展身手

中医药是祖国五千年文化历史长河里沉淀下来的璀璨瑰宝，为祖国的民族延续、文化传承做出了不可磨灭的贡献。在中国，中医药疗法因其效果显著、使用方便、价格低廉等优点深得民众喜爱，约90%以上的肿瘤患者在整个病程中会接受中医药治疗。研究已表明，中医药与现代医疗手段如手术、放疗、化疗、免疫治疗及分子靶向药物治疗等合用可起到增强疗效、减轻毒副反应的作用，能改善肿瘤患者症状，提高其生活质量，并可在一定程度上延长其生存期。

1. 中医对食管癌的认识

"食管癌"是现代医学的名词，属于"舶来品"，祖国医学虽然没有食管癌这个病名，但在中医古籍文献中，有很多类似食管癌症状的记载，如"噎膈""噎""膈""反胃"等病证。古人将风、痨、臌、膈称为四大证，其中膈就包括现代医学所说的食管癌。由此我们可以看到，与西医学根据解剖命名不同，中医对食管癌的命名是以它引起的症状来命

名的。

中医经典著作《黄帝内经》中已有"饮食不下，噎嗝不通，食则呕"，"脾脉……微急为膈中，食饮入而还出，后沃沫"的记述，指出了食管癌最典型的症状：饮食不畅，上下不通，咽下易呕。在历代医家发展完善的基础上，现代中医学者吸取现代医学的成果并总结归纳，形成了一套系统地认识及治疗食管癌的方法。

中医认为人体是一个有机整体，肿瘤是全身性疾病的局部表现，肿瘤的发生、发展是一个正虚邪实的过程。现代中医学在研究古代文献的基础上，结合现代医学的研究结果，认为食管癌病位在食道，属胃气所主，病变脏腑虽在于胃，又与肝、脾、肾三脏密切相关。病因以内虚为本，为脾胃气虚、七情所伤及酒食过度损伤脾胃所致。气血津液运行受阻，气

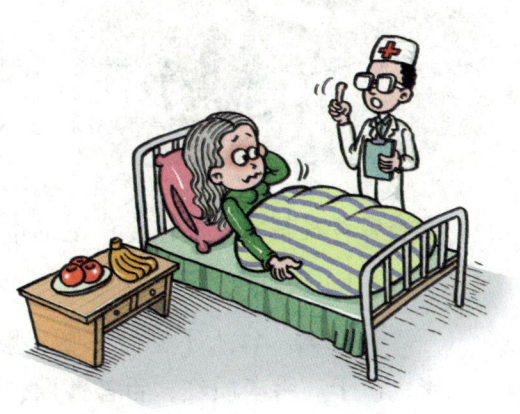

滞、痰阻、血瘀三种邪气阻滞于食道，使食道狭窄；或造成津伤血耗，失于濡润，食道干涩，发为本病。食管癌以正虚为本，夹有气滞、血瘀、痰阻等标实之证。

2. 食管癌的常见证型分类及理法方药

辨证论治是中医的精髓，也是其个体化治疗。证，是机体在疾病发展过程中的某一阶段的病理概括。由于它包括了病变的部位、原因、性质以及邪正关系，反映出疾病发展过程中某一阶段的病理变化的本质，因而它比症状更全面、更深刻、更正确地揭示了疾病的本质。

"辨证"就是把四诊（望诊、闻诊、问诊、切诊）所收集的资料、症状和体征，通过分析、综合，辨清疾病的病因、性质、部位，以及邪正之间的关系，概括、判断为某种性质的证。论治，又称为"施治"，即根据辨证的结果，确定相应的治疗方法。辨证是决定治疗

的前提和依据，论治是治疗疾病的手段和方法。辨证论治的过程，就是认识疾病和解决疾病的过程。辨证和论治，是诊治疾病过程中相互联系又不可分割的两个方面，是理论和实践相结合的体现，是理法方药在临床上的具体运用，是指导中医临床的基本原则。

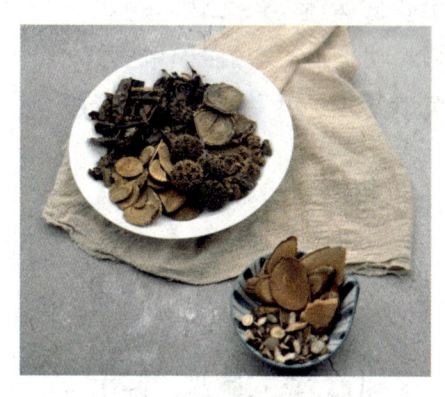

根据食管癌的症状以及发病机理，中医肿瘤学者将食管癌辨为几个常见证型，并列举方药，以及根据实际情况加减变化。这样，可以为临床医师提供参考，食管癌患者及其家属请在专科医师指导下使用。

（1）痰气互阻型。

主症 食入不畅，吞咽不顺，时有嗳气不舒，胸膈痞闷，伴有隐痛，口干。舌淡质红，舌苔薄白，脉细弦。

病机分析 本型多为病变初起，情志不畅，肝失调达，肝郁气滞，气滞血瘀，阻滞于食道，则见吞咽不利。"见肝之病，知肝传脾"，肝郁乘脾则纳食不行，脉弦细。肝经布胸胁，肝郁则胸胁胀闷。舌质淡红，舌苔薄白，脉细弦为痰气互阻之佐证。

治法 开郁降气，化痰散结。

方药 旋覆代赭汤合四逆散加减。

柴胡10克、枳壳15克、白芍15克、旋覆花10克、法半夏15克、郁金15克、陈皮6克、山豆根10克、草河车15克、代赭石30克。

方解 方中以旋覆花降气消痰，代赭石重镇降逆，柴胡、枳壳、郁金、陈皮开郁顺气，法半夏祛湿化痰，山豆根、草河车、白芍解毒散结。

加减 若疼痛明显者加元胡、白屈菜；口干、津伤明显者加元参、石斛；吞咽困难甚者加威灵仙、赤芍。

（2）血瘀痰滞型。

主症 吞咽困难，胸背疼痛，甚至饮水难下，食后即吐，吐物如豆汁，大便燥结，小便黄赤，形体消瘦，肌肤甲错，舌质暗红，少津或有瘀斑瘀点，黄白苔，脉细涩或细滑。

病机分析 七情内伤，嗜酒无度，或过食肥甘辛辣，致生痰化瘀，日久痰瘀互结于食道成积，表现为吞咽困难，甚至饮水难下，食后即吐，吐物如豆汁。"不通则痛"，食管走行于胸骨后，积块阻滞于食道，可引起胸背部疼痛。血瘀化热，煎熬津液，致大便燥结，小便黄赤。肌肤甲错为血瘀之特征。舌质暗红，少津或有瘀斑瘀点，黄白苔，脉细涩或细滑为血瘀痰滞之候。

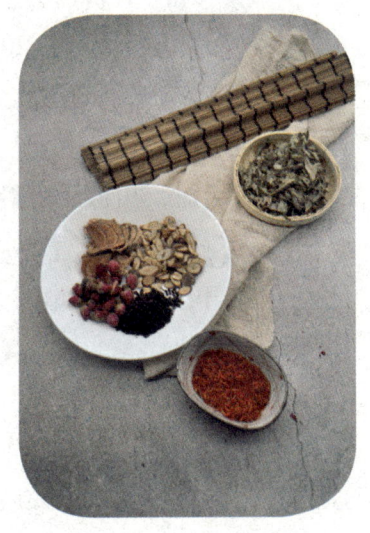

治法 解毒祛瘀，化痰散结。

方药 血府逐瘀汤加减。

当归10克、生地15克、桃仁15克、红花10克、枳壳10克、赤芍15克、川芎15克、柴胡10克、半夏15克、桔梗10克、急性子15克、瓜蒌10克。

方解 方中以桃仁、红花活血祛瘀，当归、川芎、赤芍活血行气，生地配当归养血和血，柴胡、枳壳、桔梗理气，佐以急性子、半夏、瓜蒌化痰散结。

加减 若胸背痛甚者加元胡、白屈菜、八月扎；大便干燥加郁李仁、火麻仁；口干舌红加黄连、黄芩、麦冬、知母；合并出血者加三七、白及、血余炭。

（3）阴虚内热型。

主症 进食哽噎不顺，咽喉干痛，潮热盗汗，五心烦热，大便秘结，舌干红少苔，或舌有裂纹，脉细而数。

病机分析 本型多见于年迈肾虚，或病变日久入于阴络，伤阴化热者。肿块日久渐大，则进食哽噎不顺。阴虚化热伤津，则见咽喉干痛，潮热盗汗，五心烦热，大便秘结。舌干红少苔，或舌有裂纹，脉细而数为阴虚内热之候。

治法 滋阴润燥，清热生津。

方药 一贯煎合养胃汤加减。

沙参30克、麦冬20克、石斛20克、玉竹15克、当归10克、川楝子15克、枸杞子30克、生地20克。

方解 方中以沙参、生地滋养肝肾，麦冬、枸杞子滋阴养肝，当归养血活血，川楝子舒肝泄热，石斛、玉竹滋养胃阴。

加减 若嗳气明显者加陈皮、半夏、旋覆花、茯苓以和胃降逆；潮热盗汗明显者加地骨皮、知母、鳖甲；肠中燥结、大便不通者加大黄、全瓜蒌。

（4）气虚阳微型。

主症 病至晚期，饮食不下，泛吐清水或泡沫，形体消瘦，乏力气短，面色苍白，形寒肢冷，面足浮肿，舌质淡，脉虚细无力。

病机分析 疾病日久，正气大伤，阳气衰微，肿块结聚，故饮食不下，脾肾阳虚，温煦失职，则泛吐清涎或泡沫。阳虚则寒，故形寒肢冷，面色苍白。阳虚水泛，则面足浮肿。正气虚衰，故形体消瘦，乏力气短。舌质淡，脉虚细无力为气虚阳微之佐证。

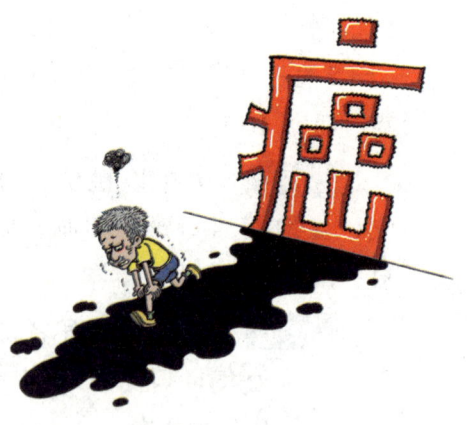

治法 益气养血，温阳开结。

方药 当归补血汤合桂枝人参汤加减。

黄芪30克、党参20克、当归10克、干姜10克、白术15克、桂枝10克、急性子10克、半夏15克、熟地20克、白芍15克。

方解 方中以黄芪、党参、白术补脾益气以滋生血之源，当归、熟地、白芍补血和营，干姜温运中阳，桂枝、急性子、半夏温阳开结。

加减 若气逆呃逆者用威灵仙、丁香、柿蒂；呕吐黏痰者加陈皮、胆南星、青礞石；出血者加仙鹤草、露蜂房、白及、三七；畏寒肢冷明显者加炮附子；呕吐清水较多者用吴茱萸、法夏。

3. 中药治疗不是肿瘤患者最后的"救命稻草"

治疗肿瘤到底是应该选择中医还是西医？这是许多刚拿到诊断书的患者常有的困惑。事实上，肿瘤需要综合治疗，不同阶段、不同病情、不同的人需要不同的治疗方法，只有利用好每一种治疗手段取长补短，综合治疗，才能战胜肿瘤，取得更好的疗效。

"只有肿瘤到了晚期，西医搞不定了，才去找中医试一下"，这是许多人，包括医生都会有的认识上的误区。其实，中医的治疗可以贯穿在肿瘤治疗的全过程，一旦确诊，就可以找中医治疗。中药治疗不是最后的"救命稻草"，能早点运用中药治疗对于控制肿瘤、提高生存质量、延缓病情进展都很有好处。

中医对于肿瘤发展的各个阶段都有一定的治疗效果，早期抗复发、转移，晚期延长患者生命、减轻痛苦。对于接受手术、放疗、化疗的患者来说，中医药早期干预的目的，除了减轻这些治疗的不良反应之外，在抗复发和转移方面也有一定作用，甚至在维持治疗阶段也有非常重要的作用。如果是肿瘤晚期，患者的身体情况都很差了，且脾胃功能也差，中药都吃不下了，中药治疗的作用也就有限了。中医也好，西医也好，能够给患者带来好处就是好的，两条腿走路总比一条腿走路强。

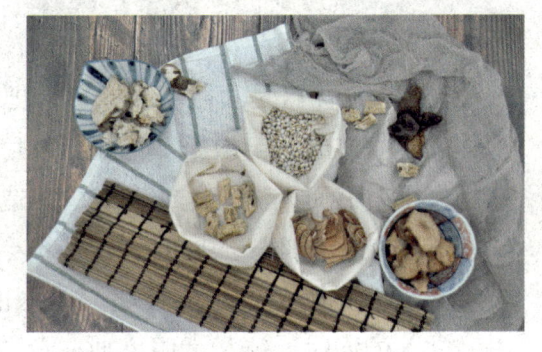

需要注意的是，肿瘤的治疗，无论是西医、中医、还是中西医结合，都需要个体化治疗。虽然同样是肿瘤患者，但每个人都是独特的个体，所以治疗上除了规范化、综合治疗之外，也需要讲究个体化治疗。

这就是中医所讲的"因人制宜、因时而异、因地制宜"。例如现在的化疗方案，大部分是根据欧美人的体质来制定的，如果完全按照方案用足剂量，很多中国人是耐受不了的。因此，要进行剂量的调整，如分开使用、降低剂量使用等，同时配合中医药治疗，才能使患者的耐受性更好，而且可以减轻副作用。

4. 中医药治疗食管癌如何贯穿始终

中医认为，食管癌的病灶损伤人体，属于"邪气"，而人体本身的免疫力、抵抗力能抵抗侵害，修复机体，可归属于"正气"。食管癌的

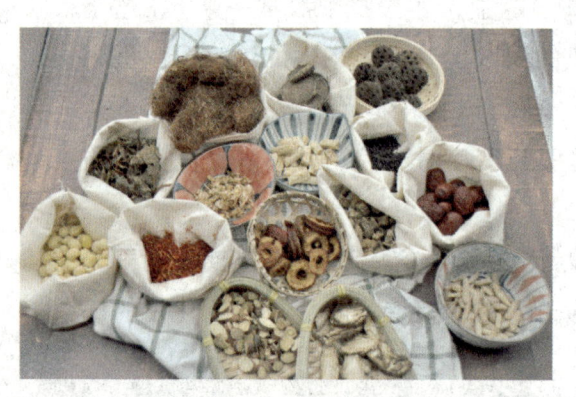

发展进程可以视为正邪交争的过程，正气不足，邪气偏胜则病情进展；邪气受制，正气偏胜则病情向愈。因此，中医治疗食管癌的原则与大法，不外乎扶正祛邪。

当前，根据食管癌的不同分期，西医的治疗手段主要有手术、化疗及放疗"三板斧"。众所周知，手术治疗民间俗称"开刀"，优点是直截了当，可以把病灶一锅端，缺点是创伤大，对机体的正气造成一定损伤。化疗与放疗在杀灭病灶、抑制肿瘤上面也是一把好手，然而无法避免或多或少地造成机体的损伤。可见，西医的"三板斧"在"祛邪"的同时，往往也会"伤正"，前者当然喜闻乐见，后者当然能免则免。事实证明，中医的适时介入，可以在保证甚至加强"祛"的同时，能最大限度地避免"伤正"，使得治疗的效果最大化，且副作用最小化。因此，我们倡议，中医治疗食管癌应尽早介入、贯穿始终。

具体该怎么做呢？

（1）治疗前期。可分为两种情况：第一种情况是在手术或放疗、化疗前，患者身体虚弱还不能立即施以治疗时，中药可以着重扶正，以调

整患者体质为主，佐以抑瘤，为手术或放疗、化疗做准备，主要治法有健脾、益气、养血；另一种情况是患者身体状况尚可，正气充盛，择期施行治疗，此时的中医治疗应当以辨病抗癌为主，佐以扶正。

（2）治疗期。在手术或放疗、化疗期间，由于攻邪的力量已经足够强大，中药治疗主要是以对症减毒治疗为主。如患者行放疗时，加用益气养阴类汤剂口服以减轻放疗毒副反应。化疗时，治疗上主要以健脾消食、补骨生髓为法以开胃止呕，并预防化疗的骨髓抑制毒性。

（3）治疗后期。食管癌术后，早期患者正气大伤，中药可以益气补血为法，徐徐图之，促进患者恢复元气；后期患者正气已复，中药可加强祛邪之力，预防肿瘤复发转移。放疗、化疗后也分早期和后期，早期仍以对症减毒为主，后期可逐渐加用辨病抑瘤类中药，以巩固、维持疗效。

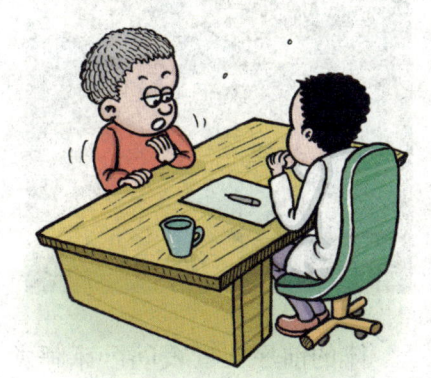

（4）纯中医治疗。对于部分患者，或因年老体衰，或因素体虚弱，或因个人偏见，无法接受或拒绝接受西医手段治疗的，可以选用纯中医治疗。中医中药治疗肿瘤时消瘤的力度虽没有西医手段明显，但是在稳定瘤体、改善临床症状、提高生存质量、延长生存期却有独到的优势，可以使患者实现"带瘤生存"。

5. 治疗并发症，中医显奇效

（1）食管癌术后出现并发症怎么办？手术治疗从广义上讲，也是属于中医所说的攻邪手段。食管癌术后，难以避免地伴有一些并发症，针对这些并发症，中医治疗常有较好的作用。

功能性胃排空障碍：食管癌切除手术后，常易出现胃运动失常，引起胸胃功能的排空障碍，从而导致大量胃内容物潴留。表现为恶心、呕吐症状，针对这种情况，中医治疗以降逆止呕为大法，选用法夏、厚朴、苏梗、陈皮等中药，并根据寒热虚实而甄选其他中药，如气虚者可加党参、白术、茯苓等，阴虚者加北沙参、麦冬、百合、玉竹等，阳虚者加干姜、桂枝、丁香等。

呼吸道感染：食管癌手术虽然没有切除肺组织，但由于破坏了胸廓的完整性，损害了肋间肌，尤其是损害了膈肌的完整性，使患侧肺的通气泵受到严重损伤，容易产生呼吸道感染。

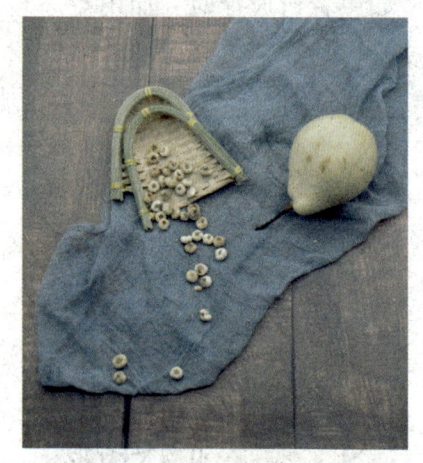

表现为咳嗽，治疗宜分证型择药施治。属于痰湿蕴肺者，治以宣肺化痰止咳，用杏苏散加减；属于阴虚肺燥者，治以养阴润肺止咳，用半夏厚朴汤加味；属于腑气上逆者，治以通腑宣肺止咳，用宣白承气汤化裁；属于肺络损伤者，治以行瘀止咳，用花蕊石散加味。

反流性食管炎：反流性食管炎是食管癌术后比较常见的并发症，主要表现为餐后身体的前屈或者夜间卧床睡觉时有酸性液体或者是食物从胃食管反流至咽部或口腔，伴有胸骨后烧灼感或疼痛感、咽下困难等症状。中医治疗以降逆止呕、清热化痰为法，可选用温胆汤随证加减。

（2）放射性肺炎的中医药治疗。放射性肺炎，轻者无症状，多于放射治疗后2～3周出现症状，常有刺激性、干性咳嗽，伴气急、心悸和胸痛，不发热或低热，偶有高热。气急随肺纤维化加重呈进行性加剧，容易产生呼吸道感染而加重呼吸道症状。放射性肺炎，属中医"肺痿"范畴。《金匮要略心典·肺痿肺痈咳嗽上气篇》曰："痿者萎也，如草木之枯萎而不荣，为津烁而肺焦也。"中医学认为放射线是一种具有"火热"之邪特点的射线，作用于人体通过皮毛侵入体内。肺为娇脏，外合皮毛，主一身之气，行治节，助脾胃，布精微，喜润恶燥，以降为顺。热邪伤肺，肺阴不足，虚热内盛，与体内瘀毒互结，灼耗津液，以致津灼肺焦，肺气不宣，清气不升，浊气不降。肺阴耗伤，毒蕴壅肺是本病发病机理。

中医对放射性肺炎治疗原则主要有活血化瘀、清热解毒、健脾化痰、养阴清肺。所用方剂有沙参麦冬汤、百合固金汤、清燥救肺汤、千金苇茎汤、桃红四物汤等，可以有效地缓解不适症状。

（3）化疗消化道反应的中医药治疗。化疗后胃肠道反应包括厌食、进食减少、嗳气、呃逆、恶心呕吐、大便失常等。中医认为是邪毒内侵，干扰胃肠，脾失健运而不升，胃内浊气不降而上逆所致。放射性胃炎，治疗以和胃降浊为主，并根据患者不同表现辨证论治。

若治疗后出现厌食、进食减少、嗳气、呃逆、恶心呕吐等，常用如下方剂：太子参20克、白术15克、茯苓15克、黄芪20克、北沙参15克、法夏10克、厚朴10克、竹茹15克、芦根30克、鸡内金15克、陈皮6克、炙甘草5克。本方可以理气和胃降逆，并有益气扶正的功效。

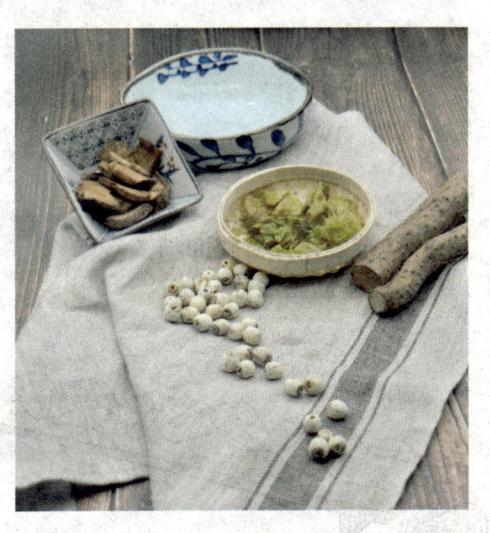

若食入即吐、心烦、胸腹胀满、厌食、嗳气、呃逆频繁，此证属中气不足，脾失健运。常用方剂为：生黄芪15克、太子参30克、茯苓15克、法半夏9克、白术9克、广木香9克、厚朴6克、瓜蒌20克、玉竹9克、焦三仙9克。水煎服，每日2次。此方有益气健脾、和胃、降逆之功。

还可以用食疗的方法，如姜汁橘皮饮是治疗放疗、化疗后胃肠道反应的常用食疗方，用鲜生姜20克、新鲜橘皮250克、蜂蜜100克。先将鲜生姜洗净，不去皮（即连皮）切成片或切碎，加温开水适量，在容器中捣烂取汁，兑入蜂蜜，调和均匀，备用。将新鲜橘皮拣杂，洗净，滤水，切成细条状，浸泡于蜂蜜姜汁中腌制1周，即成。需用时，每日3次，每次20克，当蜜饯嚼食。本食疗方可以和胃止吐，适用于放疗、化疗后出现胃肠道毒性反应引起的恶心、呕吐等症。

必须注意，放疗、化疗期间使用中药汤剂剂量不宜过大，毕竟患者胃肠有损伤，有时患者胃肠反应很大，也不妨停服2～3天中药，甚至可以禁食或只食用流质2~3天，让胃肠稍得"休整"，自然恢复，从经验看，这样做的效果很好。此外，放疗、化疗期间，患者的饮食不妨以清淡为主。如胃肠功能尚未调整好，千万别乱进补品，包括有可能壅气碍胃的玄参、人参类，以及甲鱼等不易消化吸收的高蛋白物质。此外，有毒性的虫类药（蝎、蜈蚣等）也须慎用。总之，一切以养护胃气、促进胃肠功能恢复和重建为主。胃口好了，舌苔转正常了，则可逐渐用正常剂量中药汤剂，当补则补，当泻则泻，才能达到最好的效果。

（4）放疗、化疗骨髓抑制的中医药治疗。现代中医研究认为，放疗、化疗所致骨髓抑制是在恶性肿瘤正气不足的基础上复受放疗、化疗外来"毒邪"侵犯，更耗伤人体正气，导致脏腑亏虚、气血阴阳不足。

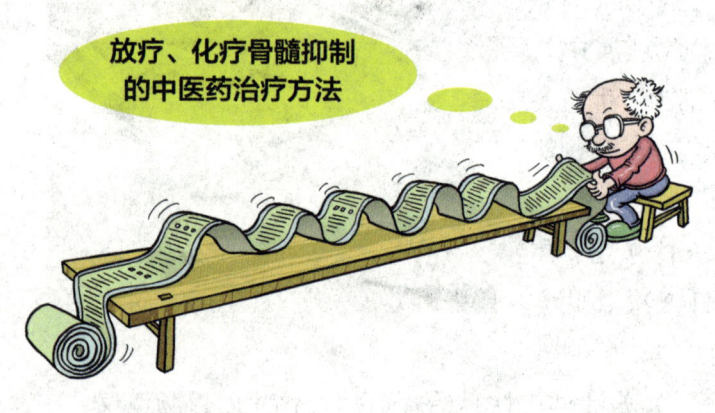

"毒邪"伤脾导致气血化源不足，伤及肝肾则导致精血不足。又"毒邪"与气血搏击，致使气血运行紊乱，更加重了脏腑的亏损，而发为本病，其病机较为复杂。临床上中晚期恶性肿瘤患者常因虚致病，最终往往又因失治或手术、放疗、化疗等因素致虚。近年有较多的研究表明，大多数恶性肿瘤患者有气血不足或脾肾亏虚的症候表现，其机体的免疫功能远较正常人群低下，在给予补益气血、健脾益肾等中药治疗后，伴随着患者的免疫功能的提高，往往能显著地改善临床症状，甚至有效地控制肿瘤的生长。

总之，中医与西医（手术、放疗、化疗）结合，取长补短，有利于更好地治疗食管癌，提高患者的远期预后和生活质量。充分发挥中西医各自的优势，深究机理，探求病源，提高疗效。

6. 贴敷疗法，小穴位有大功用

药物除了经胃肠道吸收，也能透过皮肤起到功效，这种治疗方法被称为贴敷疗法，是根据中医基础理论，将各种中草药制成各类不同的剂型，贴敷于体表一定部位或穴位，以取得局部和全身疗效。早在原始社会，人们就尝试用树叶、草茎外涂伤口或患处，偶然治愈疾患，于是发现了药物外用的妙处。

穴位贴敷疗法的机理正如《理瀹骈文》所说："外治之理，即内治之理。"药物贴敷于体表穴位，一方面，可被穴位所在部位的皮肤直接吸收，进入血络经脉，输布全身，以发挥其药理作用；另一方面，也可通过药物对穴位的刺激，调节经络系统的功能，激发人体本身的免疫调节机制，起到纠正脏腑阴阳气血的偏盛偏衰、扶正祛邪等作用。穴位贴敷法一般无危险性和毒副作用，是一种安全、简便易行且行之有效的疗法，适用于食管癌患者日常生活护理及治疗。

（1）和胃止呕脐敷方。

组成　法半夏、砂仁、生姜。

操作方法　取法半夏、砂仁适量，捣碎研磨用纱袋分装，生姜捣烂取汁。将中药粉末（0.6～1克/次）与姜汁调成糊状，外敷神阙穴（俗称"肚脐"），轻按压后用胶布做十字形固定，每24小时更换。

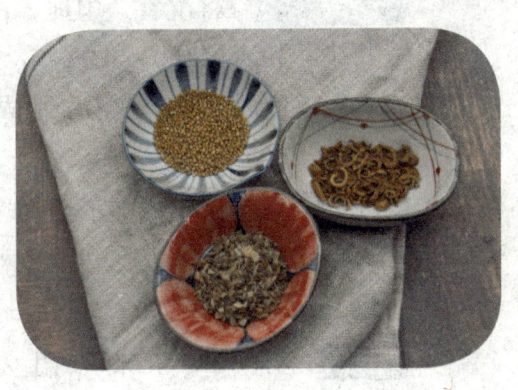

功效　和胃止呕。

适应证　适用于食管癌本身或放疗、化疗引起的恶心呕吐者，7天为1个疗程。局部皮肤溃破者禁用。

（2）行气通便脐敷方。

组成　生大黄、生姜。

操作方法　将生大黄捣碎研磨用纱袋装，生姜捣烂取汁。将中药粉末（0.6～1克/次）与姜汁调成糊状，外敷神阙穴，轻按压后用胶布做十字形固定，每24小时更换。

功效 行气通便。

适应证 适用于体虚便秘或因各种药物治疗导致的大便难解。5～7天为1个疗程。局部皮肤溃破者禁用。

（3）逐水消肿贴敷方。

组成 生甘遂、生姜。

操作方法 将生甘遂捣碎研磨用纱袋装，生姜捣烂取汁。将中药粉末（0.6～1克/次）与姜汁调成糊状，外敷神阙穴及双涌泉穴（蜷足时足底凹陷处），轻按压后用医用胶布做十字形固定，每24小时更换。

功效 峻下逐水。

适应证 适用于食管癌晚期所致胸腹水或周身水肿者。5～7天为1个疗程。局部皮肤溃破者禁用。

（4）纳气定喘贴敷方。

组成 沉香、肉桂、白芥子、生姜。

操作方法 将沉香、肉桂、白芥子捣碎研磨用纱袋装，生姜捣烂取汁。将中药粉末（0.6～1克/次）与姜汁调成糊状，外敷神阙穴及双涌泉穴，轻按压后用胶布做十字形固定，每24小时更换。

功效 纳气平喘。

适应证 适用于气虚不纳、喘促难止的食管癌患者。5～7天为1个疗程。局部皮肤溃破者禁用。

（5）止汗生津贴敷方。

组成 五倍子、五味子、生姜。

操作方法 将五倍子、五味子捣碎研磨用纱袋装，生姜捣烂取汁。将中药粉末（0.6～1克/次）与姜汁调成糊状，外敷神阙穴及双涌泉穴，轻按压后用胶布做十字形固定，每24小时更换。

功效 敛汗生津。

适应证 适用于白天易出汗（自汗）或夜晚睡觉中出汗（盗汗）的食管癌患者。5～7天为1个疗程。局部皮肤溃破者禁用。

7. 艾灸养生，温阳补虚数第一

早在春秋战国时期，人们已经开始广泛使用艾灸法，如《庄子》中有"越人熏之以艾"，《孟子》中也有"七年之病求三年之艾"的记载。艾叶气味芳香，用作灸疗，易燃而不起火焰，热力温和，具有温经通络、行气活血、祛湿逐寒、消肿散结、回阳救逆及防病保健等功效，能激发、提高机体的免疫功能，增强机体的抗病能力。现代科学实验证明：灸法能在很大程度上增加血液中红细胞的生成，提高白细胞的吞噬能力，增强免疫力。降血压、降血脂、消除疲劳的作用也十分明显。

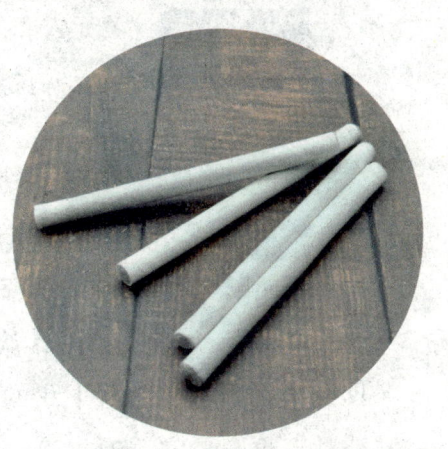

传统中医认为，灸疗养生是通过以中药艾叶为主要原料的灸治方法，起到补虚养气血、调和脏腑的作用，进而达到颐养生命、强身健体、延年益寿的目的。食管癌患者在综合治疗期间，常常出现诸如乏力、贫血、白细胞降低等各类虚症，艾灸方法简单易学、经济实惠、人人可做、家家可用，非常适用于此类患者的日常家庭治疗，此处列举部分常用艾灸方法以飨读者。

艾灸的操作方法：将艾条燃着一端，在穴位上方行熏灸。先反复测度距离，至感觉局部温热舒适而不灼烫，即固定不动（一般距皮肤约3厘米），可随热感而调整距离。各穴交替熏灸，每个穴位灸5～10分钟，以施灸部位出现红晕为度。每日1～2次，7～10天为1个疗程，亦可长期坚持。

（1）健脾开胃第一穴——足三里。

穴位组成 足三里穴。

取穴方法 在小腿前外侧，外膝眼直下3寸处（寸指的是同身寸，等于个人食指、中指、无名指和小指并拢，以中指第二横纹为准，4横指作为3寸），距胫骨前缘一横指（中指）。

功效 足三里属胃经,脾胃乃后天之本,气血生化之源,熏灸足三里穴,可以旺盛后天之本,调节机体的免疫防卫能力,乃强壮保健第一要穴。

适应证 适用于出现食欲较差、恶心呕吐、胃腹胀痛、腹泻、便秘等症状的食管癌患者。

（2）温中补虚增气力。

穴位组成 关元穴、气海穴。

取穴方法 关元穴位于腹部身体前正中线,脐中下3寸处(手放在脐下,四横指处即是);气海穴则位于脐中下1.5寸处,神阙穴与关元穴的中点。

功效 古人将关元穴称为"人身元阴元阳交关之处",老子则称之为"玄之又玄,众妙之门",认为关元穴具有培元固本、补益下焦的功效,为补肾气第一要穴,通过按摩、振动和艾灸这个穴位,能强身健体、益寿延年。气海穴就是人们常说的丹田,中医有"气海一穴暖全身"的说法,有调整全身虚弱状态、增强免疫及防卫功能的作用。

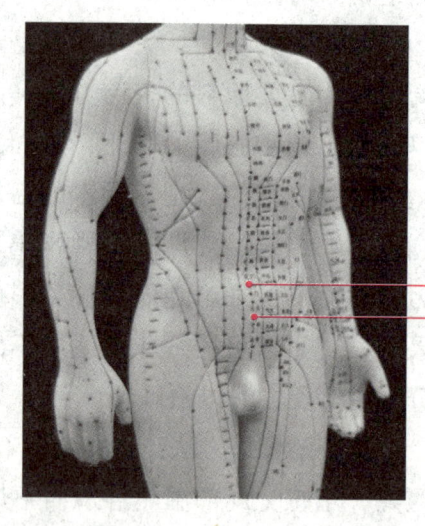

气海穴
关元穴

适应证 适用于出现少气懒言、语音低弱、畏寒喜温、手足冰冷、肢体乏力、困倦欲睡等症状的食管癌患者。

（3）艾灸升高白细胞,药简力宏。

穴位组成 足三里穴、膏肓穴、脾俞穴、肾俞穴。

取穴方法 膏肓穴位于上背部第4胸椎下旁开3寸处;脾俞穴位于中背部第11胸椎下旁开1.5寸处;肾俞穴位于腰部第2腰椎下旁开1.5寸处、平肋弓下缘或肚脐。

功效　白细胞低属中医学的"虚劳""虚损"的范畴，多因放疗、化疗等治疗损伤机体，致脾胃气虚，气血生化无源，不能化血生津、益肾生髓，致使精血不足，机体失养。艾灸足三里、膏肓、脾俞、肾俞等穴可使患者血清集落刺激因子增多，活性增强，从而增强骨髓干细胞的分裂增殖，骨髓中幼粒合成粒细胞增加，最终使白细胞增加。

适应证　适用于因手术及放疗、化疗等多种原因导致的白细胞降低的食管癌患者。

（4）益气生血，改善贫血。

穴位组成　气海穴、膻中穴、血海穴、三阴交穴、足三里穴。

取穴方法　膻中穴位于前正中线，两乳头连线中点；血海穴在髌骨内上缘上2寸，当股内侧肌突起中点处；三阴交穴在小腿内侧，当足内踝尖上3寸，胫骨内侧缘后方。

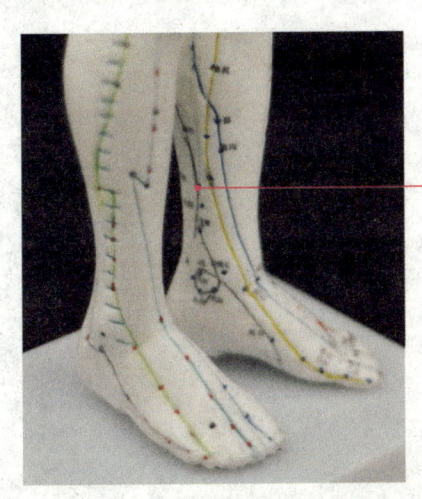

三阴交穴

功效　贫血则是中医所称的"血虚"，中医学认为心主血，肝藏血，脾统血，心、肝、脾三脏都与血液的生成和储存息息相关，又因气血同源，中医学历来有"益气生血"的治法。故气海、膻中、血海、三阴交及足三里等穴常作为养血要穴。

适应证　适用于因手术及放疗、化疗等多种原因导致贫血的食管癌患者。

（5）巧用艾灸，生发乌发。

穴位组成　肾俞穴、肝俞穴、足三里、外关穴、阳陵泉穴。

取穴方法　肝俞穴在背部，在第9胸椎棘突下，旁开1.5寸；外关穴位于人体的前臂背侧，手腕横皱纹向上3横指宽处，与正面的内关相对；阳陵泉穴在小腿外侧，在腓骨小头前下方凹陷处。

功效　中医学认为，发为血之余，放疗、化疗等治疗方法峻猛伤正，脾胃之气及肾精皆受波及，气血亏损，均可导致头皮毛发失于濡养而成片脱落。艾灸通过鼓舞阳气及气血生发之力，徐徐图之可生发乌发。

适应证　适用于因手术及放疗、化疗等多种原因导致脱发的食管癌患者。

厨师篇

荤素搭配，饮食有味
营养均衡，合理忌口
抗癌食物，恰当选用

食管癌以往多见于六七十岁的老年人，现在也出现了"年轻化"的趋势，四五十岁的患者比例大幅度增加。食管癌往往"重男轻女"，更多与男性的不良生活习惯息息相关。在日常生活中，经常可以看到一些男性用"风卷残云"般的速度解决工作餐；公司聚餐时经常会选择热火的火锅店；一些上班族为了贪图方便，把腌制、熏制的食物当成家常便饭；还有一些中年男士，多年来养成了"饭后一支烟"或是酒杯不离手的习惯……专家说，这些不良的饮食习惯是引发食管癌的因素。饮食习惯是一把双刃剑，我们应该养成正常的、良好的饮食习惯，有助于防治各种恶性肿瘤，而不良的饮食习惯则是诱发各种恶性肿瘤的罪魁祸首，食管癌尤其如此。

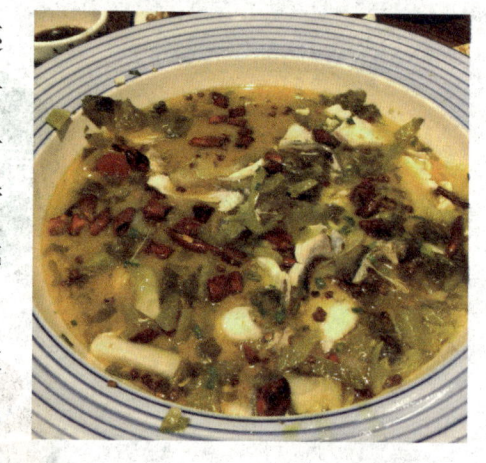

中医经典著作《黄帝内经》有言："五谷为养，五果为助，五畜为益，五菜为充，气味合而服之，以补精益气。"民以食为天，从古至今中国人都非常注重饮食，且深谙病从口入的道理。一些食管癌患者除了治疗的问题之外，饮食上也经常犯难："我住海边常吃海鲜，得了这个病还能吃海鲜吗？""我喜欢吃水果，得了这个病还能吃吗？""我无肉不欢，鸡鸭鹅牛羊肉能吃吗？"总结起来，食管癌患者跟家属关心的问题就是：什么食物可以吃或多吃，什么食物不能吃或少吃。事实上，患者关心的饮食问题非常重要，吃得好吃得对，对控制病情及机体康复有很大帮助，反之无益于身体，甚则可能加重病情。

一、食管癌饮食三字诀——改、戒、补

（一）改变饮食习惯

肿瘤研究学者在食管癌高发区进行发病因素的调查中发现，食管癌患者有食物过热、粗硬，进食过快，三餐不定等特点，这些因素既损伤了食管上皮，也增加了致癌物的敏感性。

多数研究表明，热食是食管癌的发病因素之一。在我国食管癌高发区中，许多居民都有好吃热食的习惯。研究者测量了高发区居民进食时碗内食物的温度发现高达70～80℃，最高为80～88℃。经实验，用75℃热水灌饲小鼠，即可发现上皮细胞变性，黏膜炎症和细胞核酸代谢受影响，所以长期反复的热刺激，有可能促使食管发生癌变。也有报告认为，食物粗糙、进食过快、好饮浓茶及三餐不定时等这些饮食习惯都和患食管癌有一定的关系。

在预防食管癌发生的措施中，有一条方法能防止食管黏膜上皮增生，就是需要在平时改正不良的饮食习惯，不经常吃过热的食物，如火锅、浓茶等，进食前应适当凉一凉，避免对食管黏膜上皮的刺激。同时尽量少吃辛辣刺激性强的食物，忌吃大量胡椒、咀嚼槟榔等。进食时要养成细嚼慢咽的习惯，以免对食管黏膜造成慢性的长期损伤。对于食管癌患者，需要审视自己以往的饮食习惯，有错则改，可以减轻对食管黏膜的刺激，预防病变进一步发展。

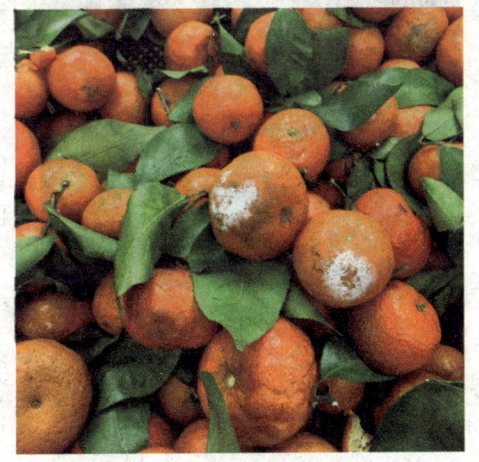

另外，前面的论述中提到，食物被霉菌污染、亚硝胺聚集都是易发食管癌的高危因素。因此应避免食用发霉食物，经常食用富含维生素C的食物，如新鲜的蔬菜水果，以减少胃内亚硝胺的形成。另外给蔬菜施肥时，要避免亚硝酸盐的积聚，可施钼肥、硒肥。

（二）戒烟限酒

在前面食管癌的病因中提到，嗜好烟酒是导致食管癌的一个重要因素。调查研究显示，在某些食管癌高发地区的居民当中，吸烟现象非常普遍，而大多数食管患者都有吸烟史。在不吸烟的居民中，食管癌则很少见。因此认为吸烟与食管癌的发生有直接关系。研究结果显示，吸烟可以对食管上皮起直接的刺激损害作用，而烟雾中含有的致癌物质达30多种，它们能够引起食管黏膜上皮的癌变。

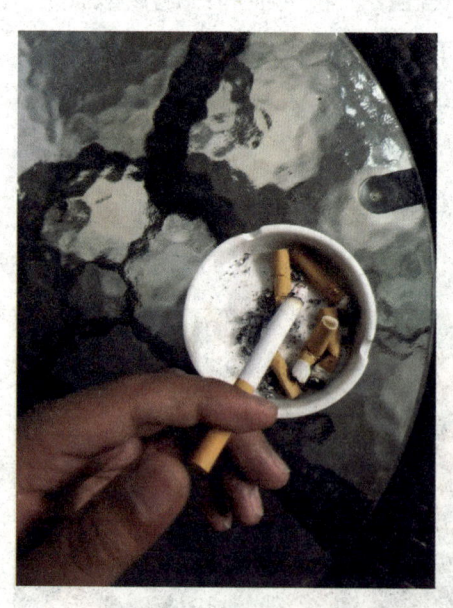

戒烟无论是对自己还是周围的人都是有很多好处的，对于健康的人可以减少癌症发生率，对于食管癌患者则能减轻食管黏膜的负担。可惜的是，吸烟者的烟瘾深重或者因心存侥幸，屡屡戒烟都以失败告终。令人诧异的是，大部分人一旦确诊食管癌，立马就能把戒烟贯彻落实，可见戒烟并没有想象中的那么难，一旦你对吸烟的危害有切身体会，那么戒烟就不成问题了。因此，对于那些还在戒烟路上徘徊不定的人，趁早行动起来吧！古人言："夫病已成而后药之，乱已成而后治之，譬犹渴而穿井，斗而铸锥，不亦晚乎！"莫要等到疾病来临才追悔莫及。

虽然酒精本身没有致癌作用，但却有促癌作用。酒精能够成为致癌物溶剂，使致癌物进入食管；且酒精具有脱水作用，能够损伤食管黏膜，酒精还能够抑制肝脏代谢亚硝胺，这都使食管癌更容易发生。酒精的浓度越高，对食管的损害越大，某些国家对饮酒与食管癌发病进行调查发现，饮用烈性酒比饮用葡萄酒、啤酒的人患食管癌的比例大得多。

（三）补充营养

食管癌与其他肿瘤不同，患者不是食欲差，而是因为食管被肿瘤阻塞，导致吞咽困难而不能进食，身体就像无源之河、无根之木，此时机体只能靠消耗身体储存的脂肪、蛋白质等提供生命活动所需的能量，所以食管癌患者几乎无一例外都会出现体重下降、形体消瘦等症状。所以，食管癌患者尽量多吃半流质或全流质食物，注重半流质和全流质食物的质量，不要限制热量，要做到营养均衡，以富含热量、蛋白质、锌、钙、维生素的食物为主，如肉粥、牛奶、骨头汤、鸡汤、鸭汤、瘦肉汤、米粥加胡萝卜汁、菠菜汁、银耳粥等。

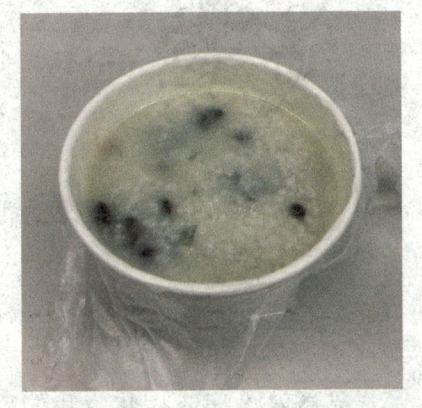

二、肿瘤专家对食管癌患者饮食的建议

专家指出，如果被确诊为食管癌，除了日常的治疗之外，平时饮食也要加以留意，以免加重疾病，引起不适。食管癌患者饮食上应注意以下几方面。

第一，当患者出现哽噎感时，不要强行吞咽，否则会刺激局部癌组织出血、扩散、转移和疼痛。在哽噎严重时应进食全流质或半流质食物。

第二，注意食物的烹饪方式，以蒸煮为宜，尽量避免烧烤、烟熏及油炸等烹饪方式；不吃辛、辣的刺激性食物，因为这些食物会引起食道痉挛，使人产生不适。

第三，避免进食冷流食，放置较长时间的偏冷的面条、牛奶、蛋汤等也不能食用。因为食道狭窄的部位对冷食刺激十分明显，容易引起食道痉挛，发生恶心、呕吐、疼痛和胀麻等感觉，所以进食应以温食为好。

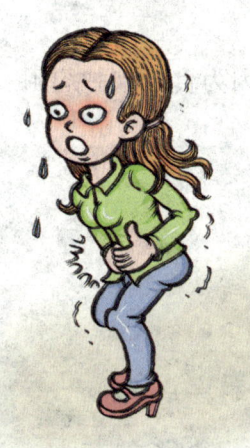

第四，少量多次，保证营养，以流质为主。食管癌患者，无论处于哪一期，普遍都存在营养不足的情况，所以要想办法增强营养。为了方便患者进食，可以将各种食物做成流质，将鱼肉、瘦肉、水果、蔬菜等打成泥或汁，以细、软、凉热适中为主，患者可以不拘时间，不拘地点，少量多次进食，这样才有利于补充营养，增强体质。

第五，一些食物性味较偏，误食或多食容易诱发疾病或症状，我们称之为"发物"，需要谨慎食用。常见的发物如芒果、榴莲、羊肉、牛肉、西瓜、柿子、糯米、芋头、狗肉、辣椒、带壳海鲜等。"发物"是一个相对的概念，并非绝对不能吃，具体需根据患者的体质而制定哪些应禁食、哪些应少食。

三、食管癌患者的食疗原则

食管癌在防治过程中，要提倡细嚼慢咽、荤素搭配的餐饮方式；纠正进食过快、过硬、过粗以及蹲食的习惯。多食用水果、蔬菜，保证维生素和微量元素的摄入。在日常的饮食中，不吃霉变食物，忌吸烟，忌烈酒，切勿暴饮暴食，忌食烧焦的、烟熏的鱼肉禽类。可适当食用核桃仁、桑葚、芝麻、蜂蜜、海参、杏仁、橘子、无花果、猕猴桃等。

（一）熟悉性味归属，强调辨证施食

食管癌与其他疾病一样，患者都有阴阳偏胜、寒热虚实之不同。食物也有寒热温凉、辛甘苦酸咸四气五味之别。热证宜寒凉，寒证宜温热；五味入口，各有所归，甘入脾，辛入肺，咸入肾，苦入心，酸入肝。辛味温散，如生姜、葱白；甘味和缓，如山药、芡实、饴糖；淡味渗利，如冬瓜、薏苡仁；酸味收涩，如乌梅、山楂；咸味软坚，如海藻、昆布、牡蛎等。

（二）选择抗癌食品，力求有的放矢

药食同源，部分食品兼具食疗抗癌作用，可有针对性地选择食用。对消化系统有益的食物有韭菜、百合、卷心菜、刀豆等。日常食用的食物如大蒜、豆制品、绿茶等，也都是抗癌良药。

（三）强调均衡营养，注重扶正补虚

食管癌患者内虚是疾病发生、发展过程中的主要矛盾。因虚而致癌，因癌而致虚，虚中夹实，以虚为本。食疗的目的是保证食管癌患者有足够的营养补充，提高机体的抗病能力，促进患者的康复，故应以扶正补虚为总原则。《黄帝内经》说："谷肉果菜，食养尽之，无使过之，伤其正也。"在扶正补虚总原则的指导下，对食管癌患者的食疗应做到营养化、多样化、均衡化。又如《黄帝内经》所云："五谷为养，五果为助，五畜为益，五菜为充，气味合而服之，以补精益气。"失之偏颇，则有害无益。

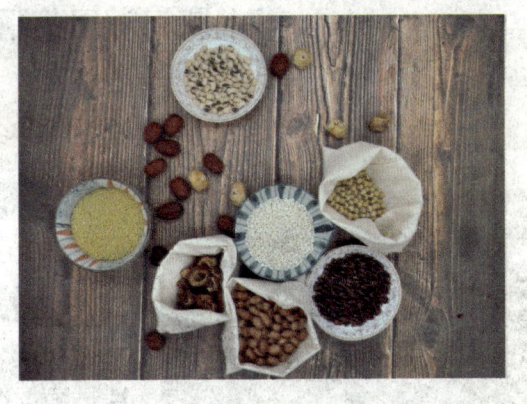

另外，建议一般食管癌患者的饮食应以细、软、凉热适中、少量多餐为原则，并根据梗阻程度，选用合适的全流质、半流质食物或软食，

如患者梗阻症状严重时，应给予浓缩的富含优质蛋白、糖类、脂类、无机盐及维生素成分的全流质饮食。若患者食道完全梗阻或出现食道气管瘘而不能进食时，应采取静脉高营养支持或胃造瘘手术等方法，以维持机体对营养的需求。

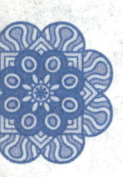

四、食管癌患者食疗方举隅

药膳食疗是中国传统医学和饮食文化共同孕育的结晶，在中医理论指导下的药膳配制，根据不同的病证，辨证选用不同的药物、食物及药食兼用之品，做到因时、因地、因人制宜，既是餐桌上的美味佳肴，又兼防病、治病的功效，历来都受到广大民众的喜爱和青睐。近年来，药膳这种药食结合、养疗一体的传统医疗保健方法越来越引起人们的关注，从而大大促进了中国药膳学的发展。

药膳食疗可作为辅助手段应用于肿瘤治疗的各个阶段，如围手术期（手术前后）可通过药膳进行扶正及促进术后康复，放疗、化疗时通过药膳可减轻毒副反应。下面针对不同治疗时期介绍常用的药膳。

（一）手术期间常用药膳

西洋参炖乌鸡

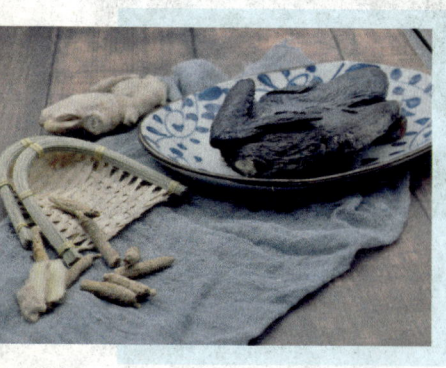

材料 西洋参20克，乌鸡半只（约750克），冬笋、黄酒适量。

做法 将乌鸡洗净剁块，下黄酒腌制15分钟，用开水烫去血沫；西洋参用温水泡软切片，葱、生姜洗净拍松，冬笋切花叶形。将腌制好的乌鸡块、精盐、葱、生姜、西洋参放入砂锅中，大火煮60分钟。另取炖盅1只，倒入上述原汤，加入冬笋，上笼蒸 20 分钟取出即成。

功效　滋阴益气，补血强身。西洋参具有补气养阴、清热生津的功效。乌鸡具有滋阴清热、补肝益肾、健脾的功效。冬笋具有止血凉血的功效。

适应证　主治食管癌等癌症手术后气阴两虚、体质虚弱、阴血不足等症状。食管癌进行放疗、化疗后见上述症状也可以加减运用。

当归苁蓉炖瘦肉

材料　当归 15 克、肉苁蓉 15 克、猪瘦肉 250 克。

做法　猪瘦肉洗净，汆水。当归、肉苁蓉洗净放入砂锅中，猪瘦肉置于药材上方，再加入少量米酒及适量水，加水盖过材料。用大火煮开后，改小火炖煮 40 分钟，加入姜片及食盐调味即可。

功效　温阳补血、活血润肠。当归具有润肠通便、活血化瘀、调经止痛的功效。肉苁蓉具有补肾阳、益精血、润肠通便的功效。

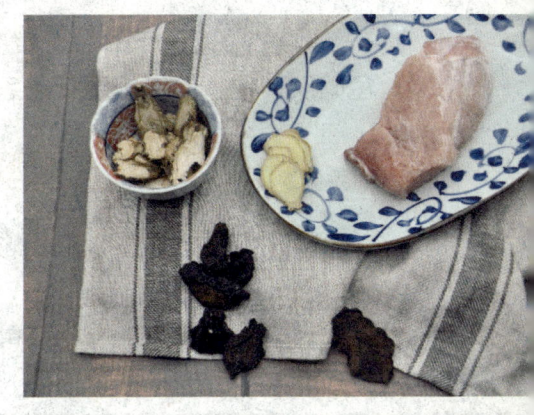

适应证　适用于食管癌术后虚寒便秘、四肢不温、口唇色淡的患者。

参芪瘦肉汤

材料　太子参 20 克、生黄芪 15 克、瘦猪肉片 200 克。

做法　将太子参、生黄芪水煎取汁，加入瘦猪肉片 200 克，煮至肉烂，食肉饮汤。

功效　益气养阴。太子参具有益气健脾、生津润肺的功效。黄芪具有补气、止汗、利尿消肿的功效。

适应证　适用于食管癌术后气阴亏耗，症见神疲乏力、面色苍白、口燥咽干者。食管癌进行放疗、化疗后见上述症状也可以加减运用。

百合枸杞乳鸽汤

材料 乳鸽1只、枸杞20克、百合30克、桂圆30克、当归15克、黑枣5枚、姜3片。

做法 只需要将以上材料清洗干净后放入装有清水的砂锅中,大火煮沸后小火炖煮1小时,然后加适量的白糖、食盐调味即可。

功效 益气补血,宁心安神。乳鸽具有滋肾益气、祛风解毒、补气虚、益精血的功效。枸杞具有补虚益精、清热明目的功效。百合具有解毒、理脾健胃、利湿消积、宁心安神、促进血液循环的功效。桂圆具有滋补益气的功效。当归具有润肠通便、活血化瘀的功效。黑枣具有补肾养胃的功效。

适应证 适用于食管癌术后烦躁不眠、没有食欲、神疲乏力、唇色暗淡、畏寒的血虚寒症患者。

桂圆酸枣仁炖瘦肉汤

材料 桂圆20克、酸枣仁15克、黑枣6枚、猪瘦肉250克。

做法 猪瘦肉洗净,氽水。桂圆、酸枣仁、黑枣洗净放入砂锅中,猪瘦肉置于药材上方,加入少量米酒及适量水,水量盖过材料。用大火煮开后,改小火炖煮40分钟,加入姜片及食盐调味即可。

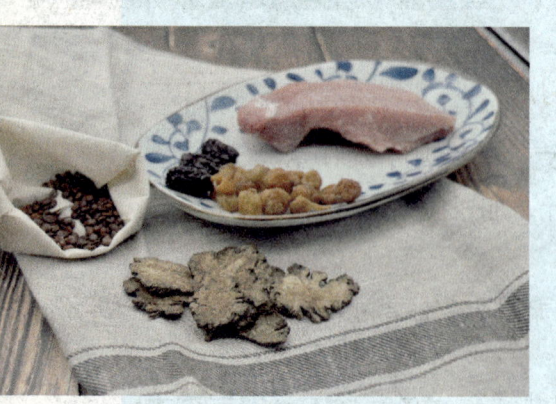

功效 养血补肝,宁心安神。桂圆具有滋养补益的功效。酸枣仁具有宁心安神、养肝、敛汗的功效。黑枣具有补肾养胃的功效。

适应证 适用于食管癌术后血虚、多虑、睡眠差的患者。

（二）化疗期间常用药膳

人参芦根柿霜粥

材料 鲜芦根150克、人参15克、柿霜10克、粳米60克。

做法 将鲜芦根水煎30分钟，取汁500毫升，加入人参、粳米煮成稀粥，溶入柿霜服食，每日1～2次。

功效 益气养阴，养胃止呕。鲜芦根具有清热泻火、生津止渴、除烦、止呕、利尿的功效。人参具有祛痰、健胃、利尿等功效。柿霜具有润肺止咳、生津利咽、止血的功效。粳米具有补虚的功效。

适应证 适用于食管癌化疗期间胃阴不足、阴虚内热，吞咽时哽噎不顺，进食时胸膈闷胀、有隐痛，泛吐痰液及食物，形体消瘦、五心烦热者。

砂仁鱼肚肉末羹

材料 砂仁6克、鱼肚50克、猪瘦肉150克。

做法 砂仁打碎用纱布包裹备用，鱼肚浸软切细丝，猪瘦肉剁细末，先用清水适量先大火煮开，后小火炖鱼肚至大部分溶化，再放入砂仁、肉末煮半小时，去砂仁，加入食盐调味温服。

功效 和胃健脾，补虚养血。砂仁具有化湿开胃、温脾止泻的功效。鱼肚具有滋养筋脉、止血、散瘀、消肿的功效。

适应证 适用于食管癌化疗后脾肾两虚、营养不良、食欲欠佳者，症见腰膝酸软、没有食欲、神疲、形体羸弱等。

黄精淮山砂仁炖乌鸡

材料 黄精20克、生淮山100克、党参30克、砂仁10克、乌鸡半只（约750克）。

做法 将乌鸡去皮及皮下脂肪，洗净，与黄精、生淮山、党参同放入砂锅中，加水适量，用大火煮沸，加入砂仁，再用小火炖煮半小时，

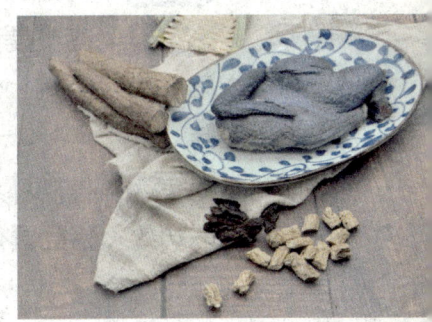

加入食盐调味，午餐及晚餐服用。

功效 益气补肾，健脾和胃。黄精具有补中益气、润肺补肾的功效。生淮山具有补脾养胃、生津益肺、补肾涩精的功效。党参具有补中益气、健脾益肺的功效。砂仁具有化湿开胃、温脾止泻的功效。乌鸡具有滋阴补肾、补血等功效。

适应证 适用于食管癌化疗后胃纳欠佳、恶心欲呕、神疲乏力者。

五仁补血泥

材料 芝麻、松子仁、胡桃仁、核桃仁、甜杏仁各50克，白糖适量。

做法 胡桃仁、核桃仁先用水浸泡去皮，以上五仁混合碾碎，上笼用大火蒸熟取出，加白糖混匀即可服食。

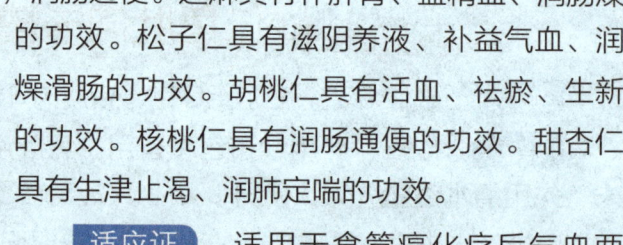

功效 补虚养血，润肠通便。芝麻具有补肝肾、益精血、润肠燥的功效。松子仁具有滋阴养液、补益气血、润燥滑肠的功效。胡桃仁具有活血、祛瘀、生新的功效。核桃仁具有润肠通便的功效。甜杏仁具有生津止渴、润肺定喘的功效。

适应证 适用于食管癌化疗后气血两虚、大便难解者，症见大便秘结、头晕耳鸣、倦怠无力、形体消瘦者。食管癌行手术或放疗后见上述症状者也可以加减运用。

良姜胡椒猪肚汤

材料 高良姜10克、胡椒10克、猪肚1个（300～500克）。

做法 高良姜切片，胡椒研碎，猪肚洗净去脂膜，高良姜及胡椒放入猪肚扎紧两端，砂锅中加入清水适量，大火煮至猪肚熟烂，加入食盐调味。

功效 健脾补中，暖胃降逆。高良姜、胡椒具有温胃止呕、散寒止痛的功效。猪肚具有补虚损、健脾胃的功效。

适应证 适用于食管癌化疗后畏寒喜温，症见上腹隐痛、呕吐宿食、四肢不温者。症见烦热嘈杂、口干口苦证属阴虚内热者，慎用此药膳。食管癌进行手术或放疗后恶心欲呕者也可加以选用。

石莲淮山粥

材料 石莲子50克、生淮山50克、粟米80克、冰糖30克。

做法 石莲子去心、磨粉，生淮山刨细丝，先用清水适量煮粟米、生淮山半小时，再放入适量石莲粉、冰糖，搅拌，煮成胶状稀粥服食。

功效 健脾益气，和中养胃。石莲子具有清湿热、开胃进食、清心宁神、涩精止泻的功效。淮山具有补脾养胃、生津益肺、补肾涩精的功效。粟米具有保护胃黏膜、补益脾胃的功效。

适应证 适用于食管癌手术或放疗后脾胃虚弱，症见吞咽不畅、不思饮食者。

虫草蘑菇水鸭汤

材料 冬虫草10克、蘑菇30克、水鸭1只（净重约500克）。

做法 将以上三物放入砂锅，加清水适量煮至鸭肉熟烂，加入食盐调味，饮汤。

功效 益气养精。冬虫草具有调节免疫系统功能、抗肿瘤、抗疲劳等多种功效。蘑菇具有补血提神、滋阴补阳的功效。水鸭具有清热、滋阴、增强人体免疫力、补肺、润燥的功效。

适应证 适用于食管癌脾胃虚弱，症见精神疲倦、形体虚弱、不思纳食者。手术或放疗、化疗期间均可选用。

牛奶竹沥饮

材料 鲜牛奶200毫升、淡竹沥50毫升、蜜糖20克、生姜10克。

做法 生姜榨汁。先煮沸鲜牛奶，再调入淡竹沥、蜜糖及生姜汁，频频咽服。

功效 养胃通便，化痰止呕。鲜牛奶具有增强免疫系统功能、阻止肿瘤细胞增长的功效。竹沥具有清肺降火、滑痰利窍的功效。蜜糖具有补中、润燥、解毒的功效。生姜具有发散、止呕、止咳等功效。

适应证 适用于食管癌脾胃虚弱、吞咽不畅、纳呆食少、呕吐痰涎者。放疗、化疗期间饮食不香，晚期食管癌形体消瘦、纳食不香者都可加以选用。

鹌鹑蛋牛奶饮

材料 鹌鹑蛋4～5个、鲜牛奶300毫升、冰糖20克。

做法 先将冰糖打碎溶入鲜牛奶中，煮沸牛奶后加入鹌鹑蛋，稍为搅拌成蛋花，勿久煮。

功效 健脾益气。鹌鹑蛋具有补气益血、治风湿、强筋壮骨的功效。鲜牛奶具有增强免疫系统的功效。

适应证 适用于食管癌手术或放疗、化疗期间脾胃虚弱，症见形体羸瘦、面色㿠白、神疲乏力者。

参桃乌鸡汤

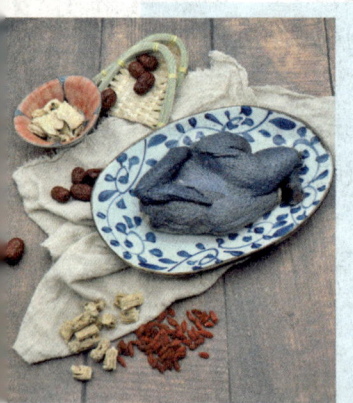

材料 党参20克、五指毛桃20克、大枣20克、枸杞10克、乌鸡150克。

做法 将党参、五指毛桃、大枣、枸杞洗干净备用，乌鸡洗净斩块，共同放入炖盅中，武火煮开后，文火煮至鸡肉熟烂，去掉药渣，加入适量食盐调味，喝汤吃肉，每日多次服用。

功效 健脾补肾，益气补血。党参具有补中益气、健脾益肺的功效。五指毛桃具有健脾补肺、行气利湿、舒筋活络的功效。大枣具有补中益气、养血安神的功效。枸杞具有免疫调节、抗衰老、抗肿瘤、抗疲劳、抗辐射损伤、调节血脂、降血糖的功效。乌鸡具有滋阴补血、增强免疫力等功效。

适应证 适用于食管癌体质虚弱者，手术或放疗、化疗期间均可选用。

香砂冲藕粉

材料 木香6克、砂仁3克、藕粉100克。

做法 木香洗净切细段，砂仁打碎用纱布包裹，加清水200毫升煎至50毫升，取药汁。藕粉加清水煮沸，加入木香砂仁汁，搅拌均匀，加适量白糖调味，温热服食。

功效 行气散瘀，温中醒神。木香具有行气、止痛、健脾、消食的功效。砂仁具有化湿开胃、温脾止泻的功效。藕粉具有养血的功效。

适应证 适用于食管癌化疗后症见进食不畅、胸中如有气堵或胸中闷痛、证属气滞血瘀者。

参茸饮

材料 鹿茸2克、红参10克。

做法 将鹿茸、红参和300毫升水同时放入炖盅，将炖盅放在盛水的锅内小火炖1小时。一日三餐空腹服用。

功效 补肾生髓，益气温阳。鹿茸具有壮肾阳、益精血的功效。红参具有大补元气、复脉固脱、益气摄血的功效。

适应证 适用于食管癌化疗后出现的白细胞下降或贫血，症见畏寒肢冷、肢体乏力、头晕耳鸣、倦怠欲睡者。

（三）放疗期间常用药膳

麦冬酸枣仁炖瘦肉汤

材料 麦冬20克、石斛20克、百合20克、酸枣仁15克、猪瘦肉250克。

做法 猪瘦肉洗净后切件；麦冬、石斛、百合、酸枣仁洗净。将猪瘦肉及麦冬、石斛、百合、酸枣仁放入砂煲中加入1升水大火煮开，后转小火煮1.5小时，然后加适量食盐调味即可。

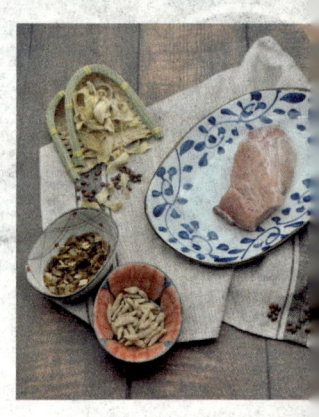

功效 养阴安神。麦冬具有养阴润肺、益胃生津、清心除烦的功效。石斛具有疏清虚热、补益脾胃的功效。百合具有养阴润燥、清热解毒、补脾健胃、宁心安神等功效。酸枣仁具有宁心安神、养肝、敛汗的功效。

适应证 适用于食管癌放疗后属于肝肾不足、肝阳上亢，症见口干口苦、心烦失眠者。

参乳五汁膏

材料 西洋参5克、鲜牛奶200毫升、龙眼肉30克、鲜芦根100克、甘蔗汁20毫升、雪梨汁30毫升、生姜汁10毫升、蜜糖适量。

做法 将西洋参、鲜芦根、龙眼肉洗净，加水500毫升煮至100毫升，用瓷器盛牛奶和匀后隔水炖成胶状，调入蜜糖少许炼膏，不时频频咽服。

功效 补气养阴，润燥安胃。西洋参具有补肺降火、养胃生津的功效。鲜牛奶具有增强免疫系统功能的功效。龙眼肉具有补气益血的功效。鲜芦根具有清热泻火、生津止渴、除烦、止呕、利尿的功效。甘蔗汁具有和中润燥、清热除烦的功效。

适应证 适用于食管癌放疗后气虚津亏，症见饮食难下、肩背疼痛、声音嘶哑、形寒气短、形体消瘦、面色苍白者。

川贝白果粥

材料 川贝母10克、白果50克、粳米100克、猪瘦肉60克。

做法 川贝母打成粉，猪瘦肉切碎。白果去壳，除膜，清水浸漂一日，备用。粳米淘洗干净，放入砂锅内，加白果、猪瘦肉和适量清水煮成粥，加入川贝母搅拌均匀，再稍煮片刻，加入食盐、味精调味，温热服食。

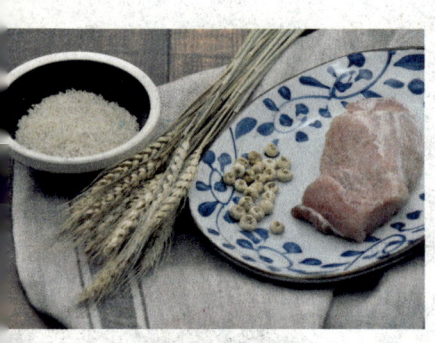

功效 润肺化痰，养胃育阴。川贝母具有清热化痰、润肺止咳、散结消肿的功效。白果具有敛肺定喘、化痰等功效。粳米具有补虚的功效。

适应证 适用于食管癌放疗后，症见吞咽梗阻、痰黏难咯、形体虚弱、痰壅咳嗽者。

苦瓜黄豆排骨汤

材料 鲜苦瓜500克、黄豆60克、猪排骨250克。

做法 鲜苦瓜去瓤切方块，猪排骨斩块，二物一起加水适量煮至熟烂，加入食盐调味，饮汤或佐膳。

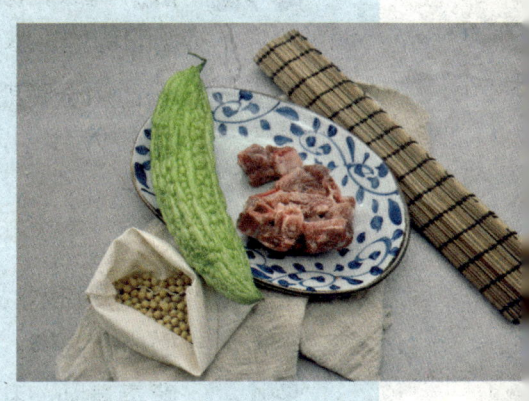

功效 清热解毒，滋阴补肾。鲜苦瓜具有清热解暑、明目解毒的功效。黄豆具有降低胆固醇的作用，对高血压、心血管疾病也有辅助治疗的功效。

适应证 适用于食管癌形体羸瘦、吞咽不畅、胸部肿痛、口干口苦者。手术或放疗、化疗期间均可选用。

参麦牛奶饮

材料 人参6克、麦冬15克、鲜牛奶200毫升。

做法 人参、麦冬切片，加清水50毫升炖煮1小时，然后将鲜牛奶煮沸，再调入人参、麦冬汁，频频温服。

功效 清肝健脾，补气养阴。人参具有大补元气、补脾益肺等功效。麦冬具有养阴润肺、益胃生津、清心除烦的功效。鲜牛奶具有增强免疫系统功能的功效。

适应证 适用于食管癌放疗后形体消瘦、饮食难下、烦热口干、形体虚衰者。手术或化疗期间见上述症状者均可选用。

半枝莲水鱼汤

材料 半枝莲 50 克、水鱼 1 只（约 500 克）、猪骨 200 克。

做法 半枝莲洗净切段，用纱布包扎；水鱼宰杀后去肠脏，切块；猪骨斩块。上述三物一起加水适量炖煮至熟烂，去半枝莲渣，加入食盐调味，饮汤食肉。

功效 散瘀清热，滋阴补虚。半枝莲具有清热解毒、活血化瘀、消肿止痛、抗癌的功效。水鱼具有滋阴清热、解毒抗癌的功效。

适应证 适用于晚期食管癌形体羸瘦、吞咽不畅、胸部肿痛、口干口苦者。手术或放疗、化疗期间均可选用。

橄榄罗汉果茶

材料 橄榄 20 枚、罗汉果 1 个、菊花 10 克。

做法 橄榄略捣碎，与罗汉果、菊花一起加水煎汤代茶饮。

功效 解毒清肺，利咽开音。橄榄具有清热解毒、利咽化痰的功效。罗汉果具有清肺利咽、化痰止咳、润肠通便的功效。菊花具有散风清热、平肝明目、清热解毒的功效。

适应证 适用于食管癌出现声音嘶哑、咳嗽痰多或食管癌放疗中出现口咽黏膜溃破者。

白茅根马蹄饮

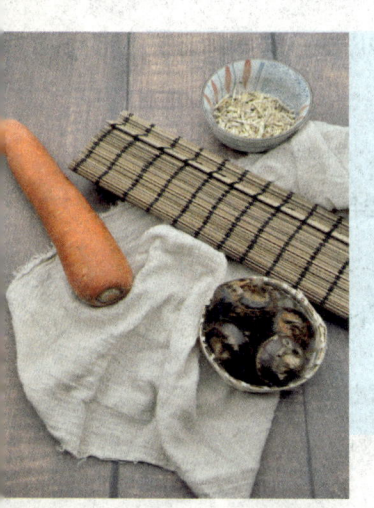

材料 白茅根 100 克、马蹄 10 个、甘蔗 3 节、胡萝卜 3 个。

做法 甘蔗剖开，胡萝卜切片，再将以上食材入锅，加水约 1 000 毫升共煮，煮沸后小火再煮 30～45 分钟，冷却后作为凉茶，每日多次饮用。

功效 清热养阴，生津愈疮。白茅根具有生津止渴、清热利尿、止血、止呕的功效。马蹄具有生津止渴、利肠通便、清肺化痰的功效。甘蔗具有和中润燥、清热除烦的功效。胡萝卜具有补肝明目、清热解毒的功效。

适应证 适用于食管癌放疗、化疗期间导致的口腔溃疡、口腔疼痛等症状。

生津饮

材料 绿豆、臭草、粳米、鲜鱼腥草各50克。

做法 将以上材料入锅并加水800毫升同煎，小火熬煮半小时，加入食盐调味，午餐及晚餐服用。放疗前开始服用，放疗过程中每天1剂，分2次服用。

功效 益气养阴，清热解毒。绿豆具有清凉解毒、利尿明目的功效。臭草具有祛风、退热、利尿、活血、解毒、消肿等功效。粳米具有益气健脾、补益后天的功效。鱼腥草具有清热解毒的功效。

适应证 适用于食管癌放疗期间出现口渴咽干等阴虚热毒症状者。

沙参玉竹银花饮

材料 北沙参30克、玉竹30克、金银花15克、蜂蜜适量。

做法 将北沙参、玉竹、金银花洗净拣去杂质，加清水适量浸泡10分钟；然后大火煮沸，再用文火煮10～15分钟，去渣取汁；待药汁稍凉后加入适量蜂蜜调匀服用。

功效 清热开音，生津润肺。北沙参具有清肺化痰、养阴润燥、益胃生津的功效。玉竹具有生津止渴、降心火的功效。金银花具有清热解毒、疏散风热、凉血止痢的功效。蜂蜜具有补中、润燥、解毒的功效。

适应证 适用于食管癌患者饮食难进或放疗后伤及肺胃津液者，症见口干舌燥、发热体倦、声音嘶哑者。

牛奶马蹄饮

材料 鲜牛奶200毫升、蜜糖20克、马蹄10枚。

做法 将马蹄洗净后在开水中煮1分钟榨汁。先煮沸鲜牛奶，再调入蜜糖及马蹄汁，频频咽服。

功效 滋阴生津，化痰止呕。鲜牛奶具有增强免疫系统功能、阻止肿瘤细胞增长的功效。蜂蜜具有补中、润燥、解毒的功效。马蹄具有生津止渴、利肠通便、清肺化痰的功效。

适应证 适用于食管癌消瘦、吞咽梗阻、纳呆食少、痰黄者。

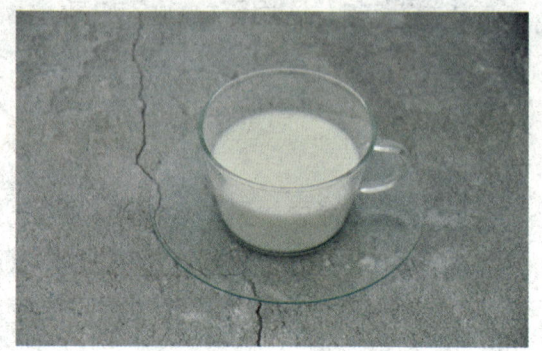

禅师篇

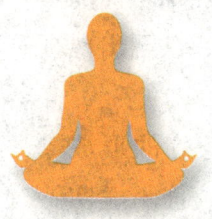

摆正心态，认识肿瘤
战略藐视，战术重视
处乱不惊，带瘤生存

一、长期心情低落也会导致食管癌

"心情影响身体健康",这句话我们时常听说,可是长期情绪低落会引发食管癌,你相信吗?这个听起来似乎有点危言耸听,但科学家在研究中发现,长期情绪低落能进一步促使那些出现在食管部位的上皮增生组织转化为癌细胞。动物实验也发现,长期情绪不安或者低落,能使食管病变进一步加重,产生癌变。而食管癌患者,如果长期情绪不佳,焦躁、忧郁等都会影响原先的治疗效果,甚至出现复发或转移。

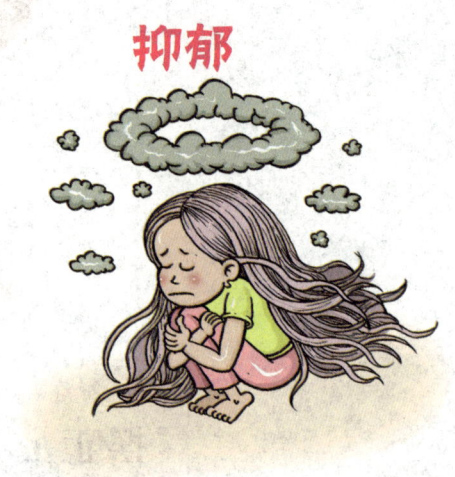

中医很早就认识到食管癌的形成与精神因素相关。《素问·通评虚实论篇》说:"隔塞闭绝,上下不通,则暴忧之疾也。"古代医书所描述的噎膈一证,跟现代医学所述之食管癌症状相似。古人认为:"噎膈一证,必以忧愁、思虑、积劳、积郁,或酒色过度损伤而成。"说明精神因素与本病的形成和发展有密切相关。

因此,在治疗及护理食管癌的过程中要特别注重患者的心理护理,因为患者的心理状态决定了食管癌治疗的最终效果。而患者自身要尽量保持心情舒畅,家属要多陪伴患者,除了照顾患者的饮食起居,也要多注意患者的情绪变化,开导患者,分担患者的忧虑。

想要降低患食管癌的可能性,不仅仅要养成良好的饮食规律和生活习惯,保持长期愉悦的心情和乐观的生活态度也是至关重要的。

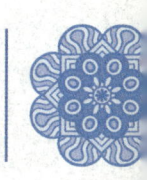

二、食管癌患者的情绪

食管是输送食物的通道，也是生命的通道，一旦食管出现癌变，症状也比较典型。病情的逐步发展，就会出现食物通过障碍，患者饥饿感明显，但又无法正常饮食，势必会影响患者的情绪，患者就会非常痛苦。许多患者不愿意接受现实，产生诸多情绪，影响了治疗的效果。下面就来分析一下患者可能出现的情绪。

（一）怀疑心理

患者一旦得知自己得了食管癌，首先是难以置信，并多方求证。许多患者因此重复做很多检查，以至于耽误了早期诊断和早期治疗的黄金时间。因此，医务人员应谨言慎行，要探明患者的询问目的，科学而委婉地回答患者所提的问题，不可过于严肃，过分直言，尽量减轻患者受打击的程度，以免患者对治疗失去信心。

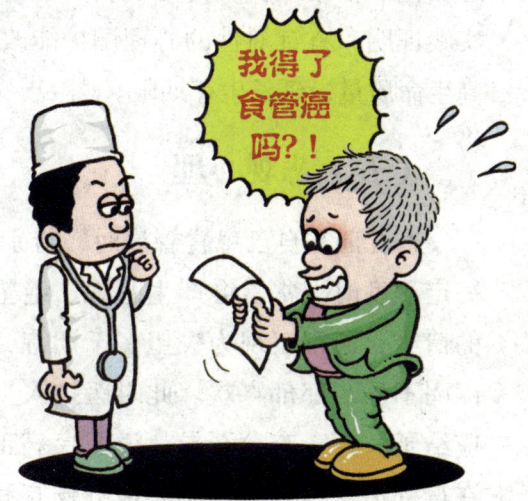

（二）认可心理

患者经过一段时间后，开始接受自己患有食管癌的事实，心情渐趋平稳，愿意接受治疗，并寄希望于治疗。医护人员及家属应及时应用"暗示"疗法，宣传治疗的意义，排除对治疗不利的因素，如社会因素、经济因素、家庭因素等，以让患者心无旁骛地接受治疗。

（三）恐惧心理

患者确切地知道了自己患有食管癌，但是对疾病的预后、转归及治疗等信息的掌握接近空白，或因疗效不显著而又有病情波动时，常表现为害怕、失望、焦虑。医护人员应体谅患者，给予安慰，鼓励患者积极接受治疗，以免耽误病情，并强调心理活动对病情的作用，鼓励患者以积极的心态接受治疗。

（四）平和心理

不良心理表现会影响患者的生活质量，甚至会影响患者的生存期，经过采取心理护理的方法，食管癌患者的不良心理表现有不同程度的改善，大部分的患者出院后仍能保持平和的心态继续生活和接受治疗。在回访的过程中专家们发现，有的患者回到家中像正常人一样没有任何心理负担。根据现代"身心疾病"理论、中医"七情致病"理论及我们的实践证明，有针对性的心理调护能改善食管癌患者的不良心理状态，提高生命质量，延长生存期限。

（五）悲观心理

患者证实自己患食管癌时，特别是治疗效果不理想或者病情发展到一定程度时，常常会产生悲观、绝望的情绪。通常表现为失望多于期待，闷闷不乐，郁郁寡欢。此时医护人员应给予关怀，充分开导，说明疾病正在得到治疗，同时强调心情舒畅有利于疾病预后，以免患者因悲观心理而影响治疗。

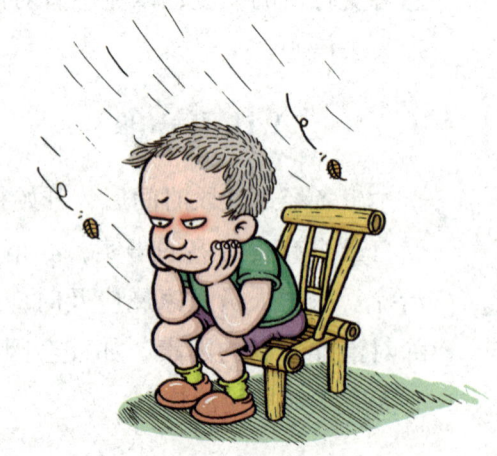

三、良好的情绪有利于食管癌患者病情的恢复

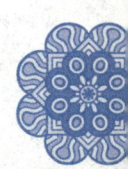

英国布里斯托尔皇家康复医院的研究者在 1993—1995 年期间对入住该院的 92 例食管癌患者进行研究发现：生理功能得分高与存活期长显著相关，而加重的疲倦感与存活期短显著相关。另外，已知预后因素调整的多变量分析表明，食管癌治疗后 6 个月情感功能改善与生存期延长显著相关。

研究者认为，目前，要说肿瘤患者的心理反应影响预后为时尚早，但情感功能也许可作为判断预后的替代指标。他们指出，只有当 QL（生活质量评分）改善可延长生存时间的观点被证实之后，才能最终判断 QL 得分多少与生存时间的关系是具有临床意义的。

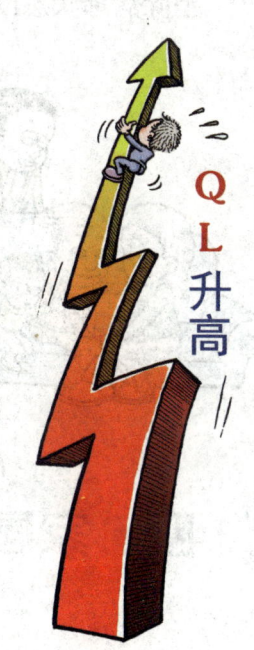

食管癌是一种致死率极高的恶性肿瘤，在癌症治疗的过程中，患者的心态十分重要。研究表明，不少患者尤其是癌症患者，有 30% 是由于心理压力过大而造成病情恶化。食管癌患者往往对进行性加重的进食困难、日渐减轻的体重感到焦虑不安；对所患疾病有部分或较全面的认识，迫切希望能早日进行手术、放疗、化疗等治疗手段，并尽快恢复进食。但又担心麻醉和手术的意外，能否彻底切除病灶，可能出现的术后并发症，放疗、化疗的不良反应及今后的生活质量等而导致日益紧张、恐惧、失眠、食欲下降，甚至情绪低落。

因此在对食管癌患者的护理中，患者的心情护理非常重要。患者患病后，由于进行性的吞咽梗阻感和胸骨后疼痛，常造成患者严重的营养

不良，甚至出现恶病质，患者易产生悲观情绪及心理负担。那么，我们需要怎么对食管癌患者进行心情调护呢？

食管癌患者往往需要接受手术、放疗、化疗等治疗。为了取得患者的信任和治疗的配合，可以通过家属逐步、适当地让患者了解病情，使患者有心理准备。护理人员应帮助患者树立正确的疾病观，并以积极的态度接受治疗，使其阴阳平调，这样才利于患者的身体恢复。

当患者被诊断为食管癌时，会给患者和家属带来巨大的打击。只有家庭成员首先调整好自己的情绪，才能帮助患者增强战胜疾病的信心，避免产生悲观、消极等不良情绪。

可通过医护人员的语言、表情、行为或通过某些仪器及一定的训练程序，调动患者体内的代偿功能，增强患者的抗病能力，以达到改善或消除病理状态以及由此而产生的各种身心症状，重新建立机体与环境之间的平衡。

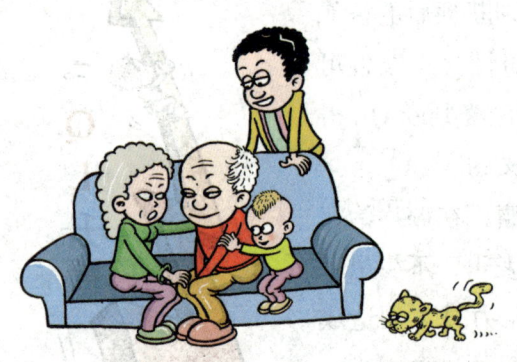

此外，营造良好、舒心的家庭氛围对食管癌患者病情的恢复也有积极的帮助作用。

另外，中医专家在此提醒患者及其家属，如有疾病一定要到正规医院及早治疗，以免耽误治疗的最佳时机。

四、家属如何才能帮助患者渡过难关

首先，要从食管癌患者生活中的细节入手，及时发现患者消极、悲观的心理活动，帮助他们解决实际的问题，排解烦躁情绪，为患者战胜疾病排除后顾之忧；患者也应该积极配合治疗，保持乐观、自信、豁达的心态。必要时要让患者充分了解病情及治疗的发展，这样患者才能有良好的心态与疾病做斗争。

其次，亲人、朋友要多给予患者一些鼓励，让患者感受到大家的鼓励与支持。家属要随时观察并与患者沟通，重视其心理活动，时时关心、体贴、安慰患者，要耐心倾听患者的诉说，使患者感受到亲人的温暖。同时患者也要避免情绪波动，消除顾虑，保持心情舒畅，合理安排生活起居，维持配合治疗、战胜病魔的希望。

有学者研究认为："有信心战胜癌症并顽强生活的人，大脑中会产生希望和期待的良好兴奋灶。"如果患者对治疗信息充分了解，并保持积极乐观的心情，勇于与疾病做抗争，存活的时间将更长。

乐观积极的食管癌患者，大脑中会产生希望和期待的良好兴奋灶，这种良好兴奋灶通过大脑边缘系统传输到自律神经中枢——丘脑下部同激素有关的脑下垂体，使其免疫活动增强，异常细胞功能低下，促使癌细胞退化。相反，若缺乏期待和必胜的信念，便难以激发抑制癌细胞生长的一系列内分泌反应，就会使癌细胞失调，病情恶化。

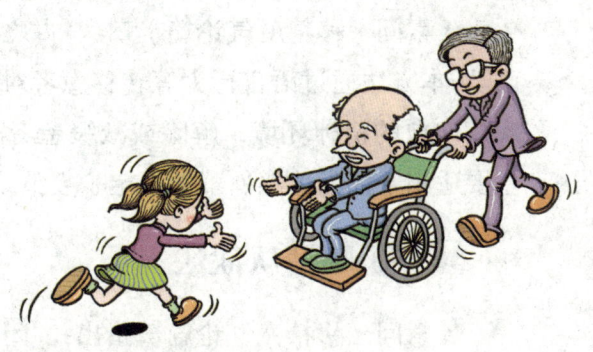

食管癌患者的精神变化是影响疾病康复的因素，因而患者要学会自我调节，患者家属也要注意多与患者谈心，多陪伴在患者身边，无形中可减轻患者的心理压力。老年患者本身就容易有孤单感，患者子女要注意观察老年患者心理上的变化，帮助其及时调节以便有助于治疗。心理护理是患者存活更长时间的保证。

五、中医情志疗法助力身心同治

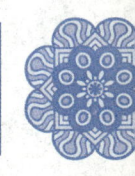

食管癌是一种典型的身心疾病，有25%～75%的患者会出现不同

程度的抑郁焦虑情绪，这在一定程度上会对病情康复及生活质量造成影响。因此，在重视对患者躯体病变进行治疗的同时，心理治疗也是不可忽视的一个方面，身心同治已成为广大医家的治疗共识。

中国传统医学历来强调"形神合一"的整体观，历代名家亦提倡"善医者，必先医其心，而后医其身"；中医经典《黄帝内经》有言"恬淡虚无，真气从之；精神内守，病安从来"，指出情志调节的最高境界。中医情志疗法是利用人的情志变化调整脏腑气血阴阳，患者及家属可以结合实际，选择合适的情志疗法，灵活应用于患者的日常护理康复中。现将常用的方法简介如下。

（一）移精变气法

《素问·移精变气论篇》曰："古之治病，惟其移精变气，可祝由而已。"本方法通过语言行为等转移患者对疾病的注意力，创造有利于患者疾病向愈的精神环境，解除或减缓患者的心理压力，使气血调达通畅，主要适用于惊恐迷惑、疑神不定、妄猜幻想的患者。

（二）顺情从欲法

《素问·移精变气论篇》指出："闭户塞牖，系之病者，数问其情，以从其意。"此法要求充分尊重患者的人格尊严和隐私，鼓励患者大胆讲述自己的隐情，使内心长期郁积的情绪得到疏泄，并顺从其意，满足其要求，使之保持积极良好的心态以配合治疗。

（三）导引吐纳法

《素问·上古天真论篇》有言："外不劳形于事，内无思想之患，以恬愉为务，以自得为功。"此法即为俗称之"气功"，可选择一静室，静坐冥思，感受身体，静心调神，调整呼吸，吸纳天地精气，呼出身体浊气，使气机条达通畅，身轻体盈。长期锻炼不仅能使心态安宁，也可强身健体。

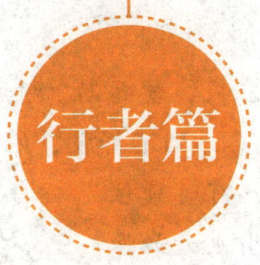

行者篇

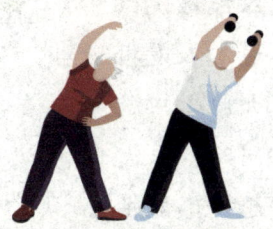

按时作息，精神饱满
适当文娱，愉悦身心
合理锻炼，逐步康复

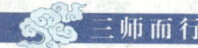 远离食管癌

一、笑对人生，战胜癌魔！
—— 一个食管癌患者的心路历程

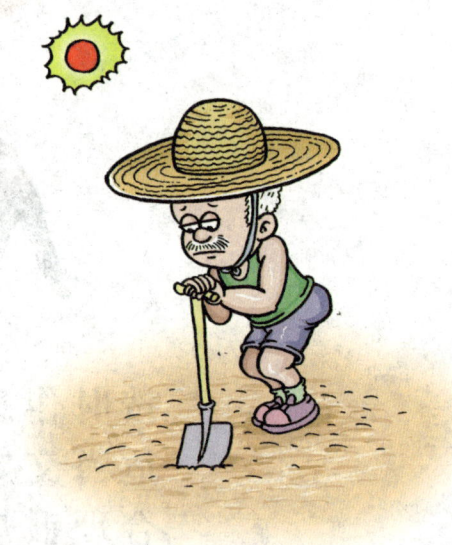

张大叔是传统的潮汕农民，爱喝粥、吃咸菜。从 2007 年下半年开始吃饭有哽噎感，吃饭后总感到不舒服，他一直当作胃病治疗，直到 2008 年初感到吞咽困难，有时噎住了连喝水都疼痛难受，胸骨也开始疼痛。张大叔为此来到某市人民医院做了胃镜检查，医生不给患者本人看报告，叫家属去拿，因此张大叔心中就有数了，可能得癌症了。同时，张大叔也做好了思想准备，心想"不能怕死，越怕死越死得快"，他还认为不能就这样等死。张大叔刚退休还没有享什么福，一辈子劳劳碌碌，都是为别人、为工作而活，现在还想多活几年，要为自己好好活呢！张大叔相信科学，现在科学这么发达，坚信只要找到好的医院和医生，就一定能治好他的癌症。

全家人商量后决定送张大叔到广州进行手术治疗。手术那天全家人都含泪送他到手术室门口，张大叔对家人说："我不会死的，你们不要哭，我能挺得住，会平安出来的。"经过五个多小时的手术，因他体质较弱，在重症监护室住了五天，这五天是最难受的，当麻药失效以后，胸腔内痛得要命，但他还是咬着牙挺过来了。从监护室出来，张大叔的妻

子看到张大叔身体十分虚弱又哭了,张大叔跟她开玩笑说:"我到马克思那里去报到了,毛主席说我是好党员,阴间暂时不收我,还要我留在阳间发挥余热。"手术很顺利、很成功,但术后还需要进行化疗,化疗毒副反应一次比一次严重,恶心呕吐、厌食、乏力、白细胞下降,人也迅速瘦了下来,头发也脱掉很多。到第四次化疗结束,张大叔回家上楼梯都要家人扶着上去……

后来张大叔的朋友建议他去中医院找中医调理一下,对身体的恢复会有好处。他果断听从了朋友的建议,找中医治疗吃中药,并要求医生开食疗方进行饮食调理,同时还听从医生的建议通过习练八段锦、唱歌、跳舞来增强体质,刚开始张大叔感觉很累,但他都循序渐进地坚持下来了。"都病成这样了,还有心思唱歌,不会是疯了吧!""一个大男人,跳什么舞?!"不熟悉张大叔的人这样在背后议论着。"你还是先休息吧!太虚弱了!等身体好了再说……"家里人这样安慰张大叔。他知道他们都是为他好,但张大叔也有自己的想法,不能躺在床上衣来伸手、饭来张口,那样活着没有什么意义,张大叔要为自己而活。但他也不是盲目乱来的,他听从医生的指导,一步步来,以自己身体能吃得消为准。此外,他能够身体力行,坚决不麻烦家人。于是,唱歌、跳舞、锻炼、吃药,定期到医院检查,还定期拜访学校、老人院,出去旅游,他的人生开始大不一样了。

张大叔深刻体会到得癌症并不可怕,可怕的是知道自己得了癌症就被吓倒了,失去治疗的信心或者病急乱投医,耽误了治疗的有利时机。只要相信科学,配合好医生治疗,癌症是可能治好的,甚至可以带瘤生存,与癌共存,有的癌还会自我消除。张大叔得了癌症后,并没有到处去寻找祖传秘方,也没有去求神拜佛,而是立即找好的医院、专业的医生,遵循食管癌治疗的基本方法:以手术为主,积极配合放疗、化疗以及中医治疗的综合治疗原则,少食多餐,做好营养支持。之后,他逐渐康复了。

二、食管癌患者可以参加什么体育运动

有很多患者一听到自己得了癌症，心理就开始变得很沉重，除了治疗之外不做任何事，其实这样并不利于身体健康，如果身体状况允许，可以适当做一些康复性运动，也有益于心理健康，同时，保持一定的运动量也对提高自身的免疫力有很大帮助。

许多食管癌患者或者家属都认为既然已经得了食管癌，这是"不治之症"，就不能参加体育锻炼了，即使参加体育锻炼也已经没有什么用了。这种看法对吗？

事实上，这种看法和做法是不正确的。即使是食管癌患者，也应在力所能及的情况下，适当参加体育锻炼。食管癌患者经过临床综合治疗后，参加适当的体育活动，可以增强体质，提高免疫力，对身体的恢复大有益处。食管癌患者通过体育锻炼，不仅能改善心肺功能和消化功能，还能改善神经系统功能，提高机体对外界刺激的适应能力，解除食管癌患者的紧张和焦虑情绪，有助于食管癌患者的休息和睡眠。

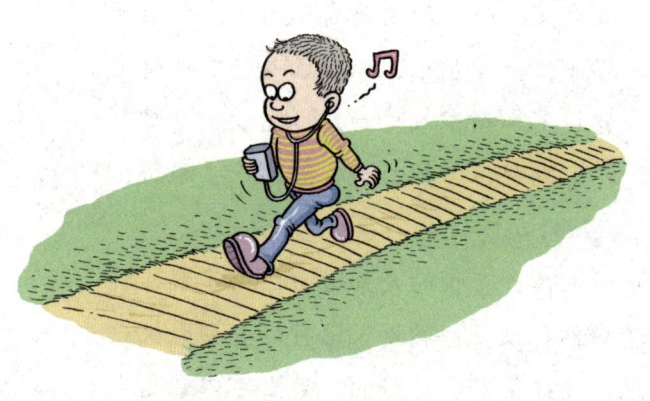

有很多锻炼项目对癌症患者是很有意义的，比如慢跑。据专家分析，慢跑后每天获得的氧供给比平时多8倍，慢跑还可以使人流汗，汗水可以把人体内的铅、锶、铍等致癌物质排出体外，并能提高人体制造白细胞的能力，因此长期慢跑有利于增强体质，提高抗癌能力。

运动时都应该注意些什么呢？在运动疗法中，有的患者收效显著；

有的患者得益不多；还有的由于运动过量，反而导致病情加重。从临床实践出发，食管癌患者在运动健身中应重视以下几个方面的问题。

（一）安排好时间

每天以早晨7—9点这个时段锻炼为好，此时空气新鲜，全身肌肉器官经过一夜睡眠的修整精力较为充沛，运动效果较好。不能到室外进行锻炼的患者，可以在室内或床上安排锻炼项目，如抬腿、转身等。

（二）运动项目的选择

一个人的运动项目不宜过多，一般只选1～2项，也不宜选取如打球、登山等过度激烈、强度较高、对抗性较强的运动。一般选取比较轻柔、放松身心、舒缓神经的运动来锻炼身体，例如太极拳、八段锦、气功、散步、慢跑、跳慢舞等。并且要循序渐进，以个人身体恢复情况而定。长期卧床的患者也可以通过屈伸膝关节、抬举双腿、悬空蹬自行车等运动来锻炼身体、增强体质。除锻炼之外，还要注意饮食，防止癌症复发。

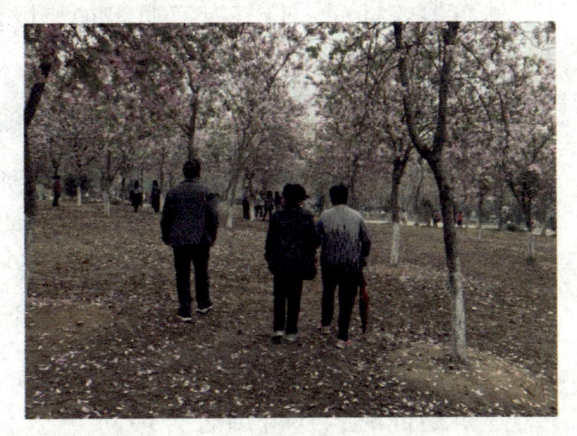

（三）注意运动的效应和并发症

运动前最好咨询主治医生运动时的注意要点，以避免并发症。在运动过程中，一旦有头晕、心慌、气短等不适症状，应及时停止运动，做好休息，严重时应马上返院复诊。如发现食管癌患者食欲差、失眠、体重明显下降、脉搏超过原来的30%，这往往是锻炼过度引起或者有其他疾病，应该酌情减少运动量。

(四)循序渐进

掌握活动量,不能操之过急,活动量要由少到多,逐次增加,适可而止。采用运动养生,并非一朝一夕就能见效,需要一定的时间才能显现出来。流水不腐,户枢不蠹,生命在于运动,坚持长期锻炼十分重要。一定要根据自身状况合理安排运动进度,且不可以超负荷运动。

(五)量力而行

在参加体育锻炼之前,做到充分了解自己的身体状况并根据自己的实际情况,选择自己喜欢和适合自己状况的运动项目。在患者进行体育锻炼期间,最好有家属陪护,以便能及时给予相关处理。每次复诊可将自己的情况与主管医生沟通,听取专家的建议以调整后续运动治疗。

以上就是对于食管癌患者运动的注意事项的相关介绍。食管癌患者要注意,只有全面综合治理才会对病情有利。并要在医生的指导下,进行医学治疗(手术、放疗、化疗、中医药治疗)的同时,还应结合合理的食疗,舒适的心理调节,配合一定的体育运动,才能更好地治疗疾病,提高生活质量。

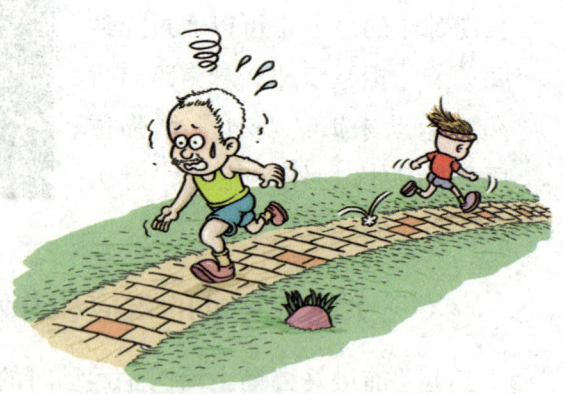

"流水不腐,户枢不蠹""生命在于运动"揭示了生命的一条规律:动则不衰,用则不退,适当的运动是强身健体、延年益寿的有效方法。可见,适当的运动对人健康长寿是多么重要。

三、勤练太极，疾病远离

太极拳是我国国家级非物质文化遗产，《太极拳经》曰："太极者，无极而生，动静之机，阴阳之母也。动之则分，静之则合。无过不及，随曲就伸。"此述是结合了中医经络学、阴阳五行变化、古代的导引吐纳术而形成的一种内外兼修、刚柔相济的中国传统拳术，具有颐养性情、强身健体的功效。

（一）怡心养性

太极拳具有天人合一、阴阳平衡的理念，要求练习者怀有以德为本、自强不息的精神。家属应给予练习者正能量的鼓舞。练习时要求平心静气、全身心投入，太极拳能帮助练拳者获得平静和专注的状态，调节练拳者心理，从而抑制紧张的中枢神经系统，达到身心健康、"阴平阳秘，精神乃治"的目的。

（二）强身健体

太极拳具有松沉柔顺、圆活畅通、用意不用力的特点，其动作柔和轻慢，属于中小强度的运动，运动量跟运动强度都适中，可以满足不同体质、不同年龄人群的需要。太极拳运动不仅能带动全身上下、肌肉关节、四肢百骸均参加活动，还可减少肌肉内乳酸的堆积，减轻疲劳，加强关节、骨骼、韧带等的固定性、平稳性和灵活性，增强力量、柔韧性和协调性。

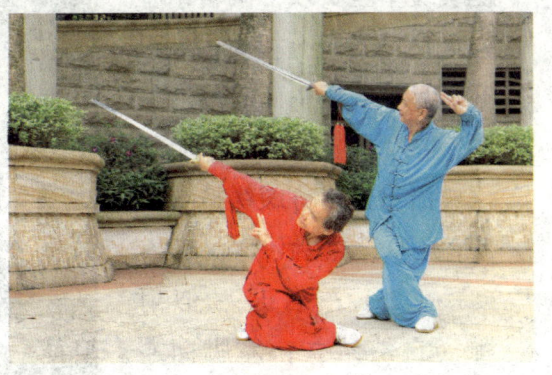

四、习八段锦，益精气神

八段锦是中国历史悠久、流传广泛的健身功法，因其动作简单易学、功效显著持久而深受人民喜爱。练习八段锦有滋阴补阳、培元益气、疏经活络等功效，长期锻炼可使人身强体健、耳聪目明、年寿延绵。下面就让我们来学习一下八段锦。

站式八段锦口诀：双手托天理三焦，左右开弓似射雕，调理脾胃须单举，五劳七伤往后瞧。摇头摆尾去心火，两手攀足固肾腰，攒拳怒目增气力，背后七颠百病消。

站式八段锦练法：

（1）双手托天理三焦。自然站立，两足平开，与肩同宽，含胸收腹，腰脊放松。正头平视，口齿轻闭，宁神调息，气沉丹田。双手自体侧缓缓举至头顶，翻转掌心向上，用力向上托举，足跟亦随双手的托举而起落。托举数次后，双手翻转掌心朝下，沿身体前方缓缓按至小腹，还原。重复做8次。

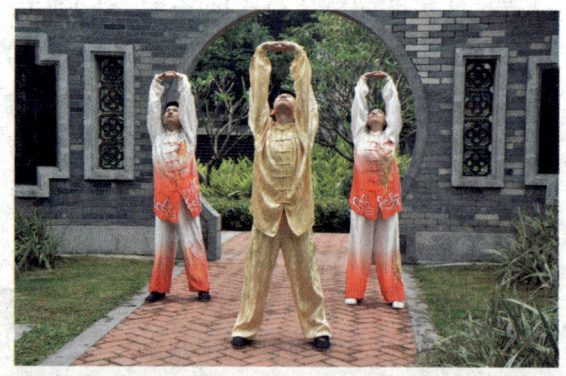

（2）左右开弓似射雕。自然站立，左脚向左侧横开一步，身体下蹲成骑马步，双手虚握于两髋

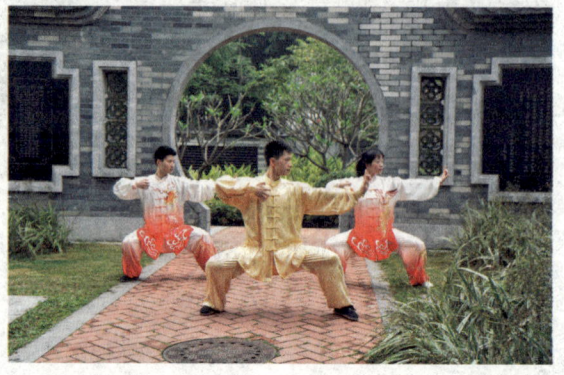

之外侧，随后自胸前向上画弧提于与乳头水平一样的高度。右手向右拉至与右乳头水平一样的高度，与乳距约两拳许，就像拉紧弓弦，开弓如满月；左手捏剑诀，向左侧伸出，顺势转头向左，视线通过左手食指凝视远方，意如弓箭在手，蓄势待发。稍作停顿后，随即将身体提起，顺势将两手向下画弧收回胸前，并同时收回左腿，还原成自然站立。此为左式，右式反之。左右调换各练习8次。

（3）调理脾胃须单举。自然站立，左手缓缓自体侧上举至头，翻转掌心向上，并向左外方用力举托，同时右手下按呼应。举按数次后，左手沿体前缓缓下落，还原至体侧。右手举，左手做按压动作。重复做8次。

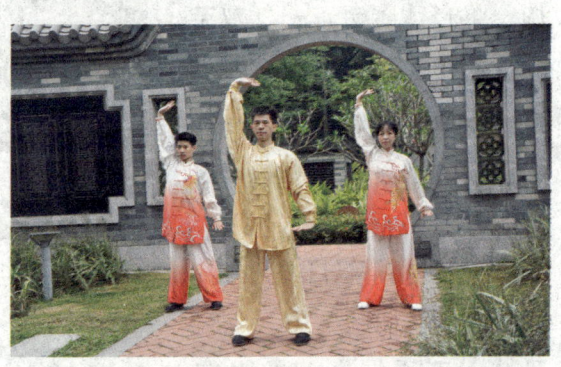

（4）五劳七伤往后瞧。自然站立，双脚与肩同宽，双手自然下垂，宁神调息，气沉丹田。头部微微向左转动，两眼目视左后方，稍停顿后，缓缓转正，再缓缓转向右侧，目视右后方稍作停顿，转正。重复做8次。

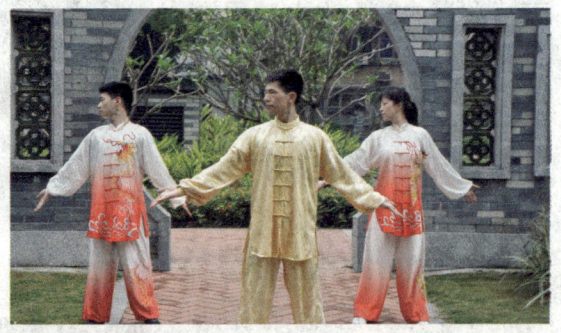

（5）摇头摆尾去心火。两足横开，双膝下蹲，成骑马步。上体前倾，稍向前探，两目平视，双手反按在膝盖上，双肘外撑。以腰为轴，头脊要正，将躯干画弧摇转至左前方，左臂弯

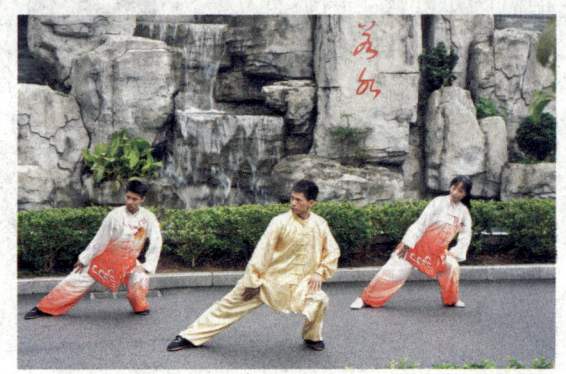

曲，右臂绷直，肘臂外撑，头与左膝呈一垂线，臀部向右下方撑劲，目视右足尖；稍停顿后，随即向相反方向，画弧摇转至右前方。重复做8次。

（6）两手攀足固肾腰。松静站立，两足平开，与肩同宽。两臂平举自体侧缓缓抬起至头顶上方，翻转掌心朝上，向上作托举劲。稍停顿，两腿绷直，以腰为轴，身体前俯，双手顺势攀足，稍作停顿，将身体缓缓直起，双手顺势起于头顶之上，两臂伸直，掌心向前，再在自身体两侧缓缓下落于体侧。重复做8次。

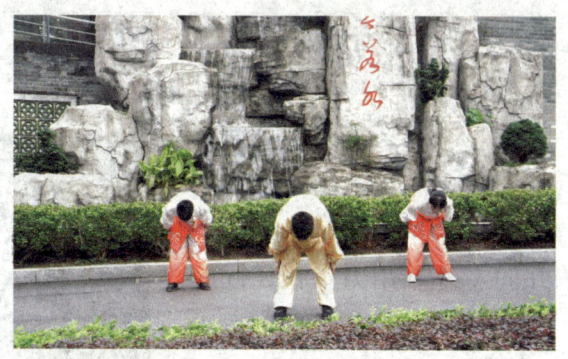

（7）攒拳怒目增气力。两足横开，两膝下蹲，成骑马步。双手握拳，拳眼向下。左拳向前方出击，顺势头稍向左转，两眼通过左拳凝视远方，右拳同时后拉。与左拳出击形成一种争力。随后，收回左拳，击出右拳，要领同前。重复做8次。

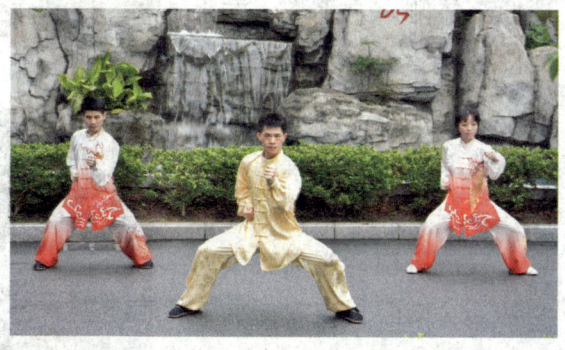

（8）背后七颠百病消。两足并拢，两腿直立、身体放松，两手臂自然下垂，手指并拢，掌指向前。随后双手平掌下按，顺势将两脚跟向上提起，稍作停顿，将两脚跟下落着地。重复做8次。

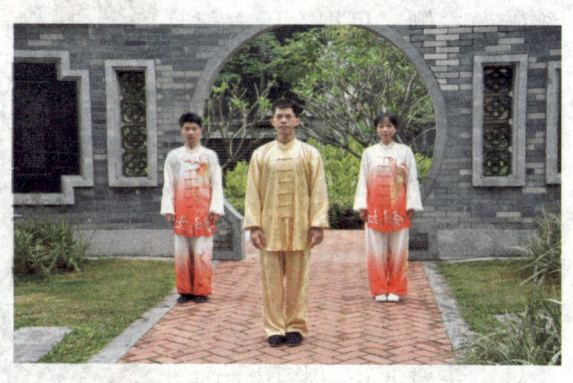

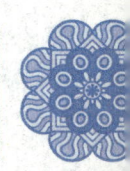

五、食管癌患者需不需要文娱活动

许多患者得知患癌病之后，认为这是"不治之症"，除了看病吃药，就是躺在床上或者沙发上一动不动，什么也不做，更不要说参加唱歌、跳舞、看电影等文娱活动了。

事实上，这种做法是不正确的。由瑞典于默奥大学发起的一项调查表明，经常听音乐会、看戏或电影、参观博物馆或艺术展等文化娱乐活动有防癌效果。

研究人员对随机选择的近万名瑞典人进行了为期10年的跟踪调查，对他们的健康状况、是否吸烟、运动习惯以及业余时间参与文娱活动的情况进行了分析。结果表明，那些很少参加文娱活动的被调查者患癌的可能性比经常参加这类活动的人高出一倍。

据研究人员分析，多参加文娱活动可使人身心放松，精神富足，起到增强身体免疫力及预防癌症的效果。从社会角度分析，多参加各种活动，增加人际交往，可使人的精神状态更好，自我满足感更高。

在日常生活或是工作闲余时间，即使是食管癌患者，也可在安静的环境中舒服地休息，做一些自己喜欢的文娱活动，如听音乐、唱歌、看电影、听广播、看娱乐节目、看书等。平时也应该多参加一些正能量、积极向上的交际活动，这些能使心境轻松愉快，有利于养生。

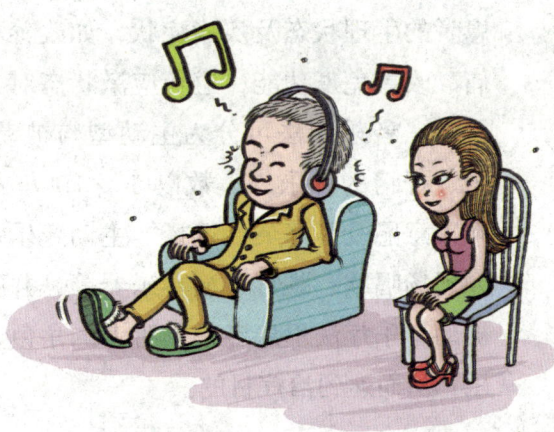

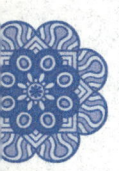

六、音乐疗法可以治"心病"

音乐是全人类的共同语言，无论是男女老少，贫富贵贱，都能从音乐中得到享受。音乐总有办法发掘我们心灵深处的那些虽然丰满，却不可见的流动的情感，帮助我们确定自己内心的状态。波士顿音乐学院音乐系主任卡尔·伯纳克博士说："音乐不是奢侈品，不是我们钱包鼓了的时候才来消费的多余物，音乐不是消遣，不是娱乐，音乐是人类生存的基本需要，是让人类生活得有意义的方式之一。"

音乐可以治疗疾病，美国对此研究较多。音乐疗法于1940年在美国成为正式学科，并在大学里开设了相关的音乐课程，临床多用于帮助患者康复。在我国，两千年前的《黄帝内经》中就提到五行音乐与人体的五脏（心、肝、脾、肺、肾）联系密切；宋代文学家欧阳修通过学琴治好了抑郁症；元代刘郁的《西使记》记载了一位阿拉伯国家元首通过欣赏琵琶音乐治好了痼疾头痛病。

音乐疗法通过听觉与神经的联系，刺激大脑特定的区域，继而调节免疫系统、心血管系统、呼吸系统、消化系统等的生理功能，进而影响患者的生理状态及疾病症状，如改善不良情绪、缓解焦虑状态、缓解疼痛、改善免疫功能，避免应激状态对人体的损伤，从而达到辅助治疗的目的。音乐疗法可分为主动型与被动型两种，一般选择较为舒缓、轻柔、抒情的音乐，人数以5～10人为宜，实际操作时，可以根据患者本人意愿及喜好灵活选择。主动音乐疗法要求患者主动参与治疗过程，如现场唱歌、跳舞、演奏乐器等，并描述自己对各种音乐形式的体验。被动音乐疗法里患者是倾听者的角色，即让患者在聆听的过程中感受音乐，从而达到治疗目的。

七、食管癌患者需要注意功能锻炼

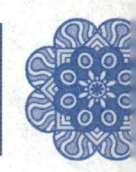

食管癌是消化系统的高发肿瘤，患者要想尽早恢复健康，在坚持合理用药的同时，一定要做好呼吸、咳嗽排痰及运动方面的功能锻炼，以提高生活质量，促进恢复。

（一）呼吸功能锻炼

食管癌常常需要行手术治疗，无论是传统的开胸手术还是胸腔镜手术，对肺的呼吸功能都有一定的影响，术后尚需根据病情进行放疗、化疗等。不能进行手术的患者，常常需要同步进行放疗、化疗的治疗。放疗容易引起放射性食管炎、放射性肺炎，因此，在合理选择治疗方式和用药的同时，加强呼吸功能的训练有利于恢复患者的肺功能。方法为用均衡而持续的力量做深吸气达最大吸气量时，再慢慢匀速呼出。如此反复4次，间隔1小时后再重复进行。目的是让肺叶充分膨胀，以增加肺泡表面张力，增加肺活量，增强肺功能。

（二）咳嗽排痰锻炼

食管癌患者常常会出现痰多难咳，尤其是晚期抵抗力低下、恶病质的患者，帮助患者掌握有效的咳嗽排痰方法，可防止肺部感染的发生，有利于患者的身体恢复。方法为深吸一口气，屏气然后收腹，用力咳嗽；不要害怕疼痛，开始练习时可慢慢咳嗽，然后逐渐加大力度。为了减轻术后咳嗽时引起的疼痛，可在患者咳嗽时用双手轻压胸廓两侧，起到固定作用。

（三）小幅度运动锻炼

食管癌术后患者早期活动可促进血液循环，有利于伤口愈合，防止下肢深静脉血栓形成。早期活动可分为早期卧床活动和早期起床活动。

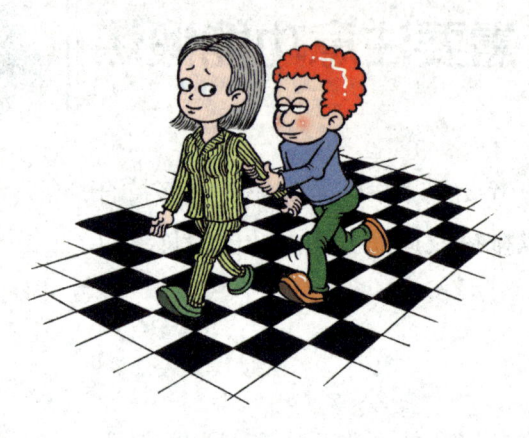

早期活动家属应协助患者翻身、拍背，血压平稳后取半卧位；病情较稳定后，卧床期间可活动四肢，做屈伸运动；一段时间后逐渐可在床边站立，在室内缓步走动，再酌情外出散步，可防止便秘，预防褥疮。

晚期食管癌患者，因为体质逐步衰弱，也应在家属的协助下，外出散步，或在室内走动；不能起床的患者，家属也应该定期给予患者四肢做屈伸运动、旋转运动、翻身、拍背，做好口腔护理，防止褥疮，等等。

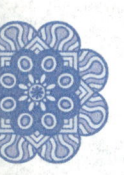

八、食管癌患者应该按时作息

"你要好好休息！"医生往往会这样建议患者，那么食管癌患者要如何注意休息？是不是什么事情都不做，睡觉就可以了？其实并非如此。好好休息，指的是肿瘤患者应该遵守正常的作息时间，在不影响体力的状况下，参加文娱活动或者体育锻炼。

中医经典《素问·四时调神大论篇》就指出，正常养生应该遵守"春三月……夜卧早起，广步于庭，被发缓形，以使志生……；夏三月……夜卧早起，无厌于日，使志勿怒……；秋三月……早卧早起，与鸡俱兴，使志安宁……；冬三月……早卧晚起，必待日光，使志若伏若匿……"防治肿瘤，人们要尽量遵循以上的休息时间，保证8小时左右的睡眠时间，保证睡眠质量，可以增加子午觉，更加可以保持精神饱满。

食管癌患者在手术、放疗、化疗等治疗期间，也要按照规律正常作息，这样有利于增强免疫力。如在冬季，冬日阳虚阴盛，室内外温差比较大，晚上寒邪重，最好早睡、晚起。睡觉的时候，被子要盖住双肩与双足；一定要严格遵守作息时间，等太阳升起、阳气上升时再出门，出门时也要注意保暖；中午可以小睡一会儿，但时间不宜过长，以免影响夜晚的正常睡眠，导致失眠；同时还需要进行康复锻炼，一定要根据自己的病情和身体状况进行相应的锻炼。

《黄帝内经》指出："百病皆生于气。"气为血之帅，血为气之母。锻炼身体，能使气血调和，阴阳平衡，促进新陈代谢，心境随之轻松愉快，有利于养生和抗癌。

附　录
林丽珠教授教你如何煎中药

文 / 黎丽花　　医学指导 / 林丽珠

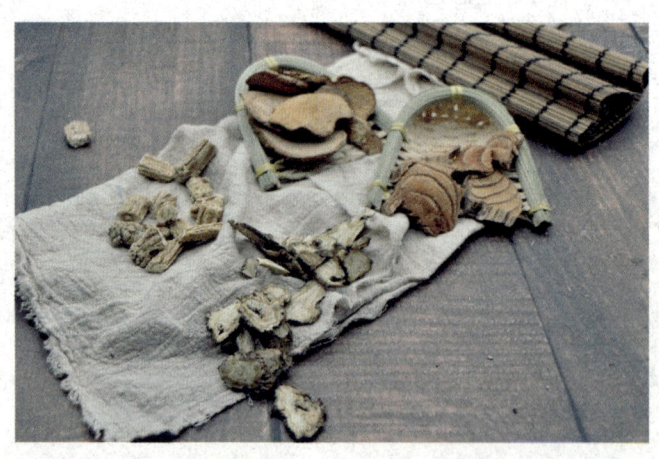

"教授，这个中药要怎么煮？""教授，煎药是不是三碗水煎成一碗就好了？""教授，这个中药是一天吃一次，还是一天吃两次呢？""教授，吃您的中药是不是不能吃鸡和萝卜啊？"煎煮汤药是由患者家属完成的，也是影响疗效的重要一环，无论在病房，还是在门诊，经常有人这么咨询。

"汤者，荡也，去大病用之。"虽然中医药是我们的国粹，但其实对于如何煎药，很多人还是不懂，或者是一知半解的。究竟要如何煎药呢？煎煮中药时又有哪些技能需要注意呢？服用中药又有哪些需要忌口呢？林丽珠教授接下来将一一为你解答，指导你如何熬好中药，提高中医药的临床疗效。

附　录　林丽珠教授教你如何煎中药

如何选择煎药器皿？

林丽珠教授说：中药汤剂的质量，与选用煎煮器具密切相关。

李时珍《本草纲目》中提到："凡煎药，忌铜铁器。"砂锅是从古沿用至今的传统煎药器具，现在应用广泛的紫砂药壶不但保留砂锅的优点，而且加热速度更快，清洗更方便。

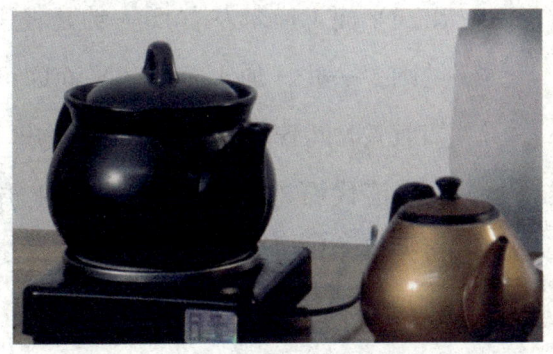

如何提前漂洗、浸泡中药？

有些患者常会像洗菜一样清洗中药，其实中药材一般无须淘洗。如要清洗，也只需用水漂洗一下即可，以防药材中的有效成分丢失。

中药煎煮前应先浸泡10～20分钟。若处方以植物药材为主的，浸泡5分钟即可；而以矿物、动物、甲壳类药材为主，浸泡时间可适当延长，但一般浸泡时间最长不超过30分钟。

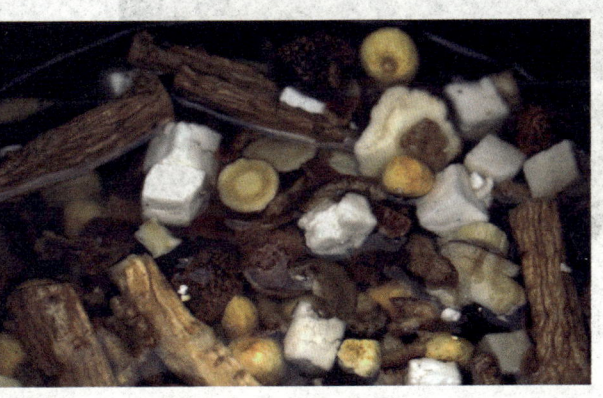

林丽珠教授特别提醒患者，浸泡时间不是越久越好，否则会引起药材变质。浸泡时多用凉水，甲壳类坚硬药材可适当用温水浸泡。

如何煎煮中药？

林丽珠教授说：一般一剂中药煎煮一次药材有效成分提取并不完

全，故以煎煮两遍为佳。对于药量较大的处方，可再煎第三遍，尤其是滋补药以及材质较为坚实者。

煮第一遍时，把药物倒入药锅内摊平，加水浸透，轻压药材时水高出药平面1厘米左右（大约是轻压药材后对齐手的平面）。第二遍用水量则少一些，加水至中药平面即可。如药材质地坚实，加水量可稍多；如煎煮时间较短，水量淹没药物即可。

清代石寿棠曾说："欲其上升外达，用武火；欲其下降内行，用文火。"因此，煎煮药物的火候需要讲究。现一般采用先武火（大火）煮沸，水沸后改用文火（小火），此时开始计算煎煮时间。

古人云："制药贵在适中，不及则药效难求，太过则气味反失。"煮药和做饭一样，用心烹饪自然美味，用心煎煮才是良药。

一般头煎需30～60分钟，二煎需30分钟左右。若为感冒药或清热药宜用武火，煮沸时间为15～20分钟即可，温服。若为补益药，煎煮时间可延长至60分钟左右，温服。煎液量成人为200～300毫升，儿童为50～150毫升。煎煮好的中药要趁热滤出，避免有效成分沉淀在药渣上。如不小心把药物煮干或煮焦了，不能再服，因为产生了一些有毒物质。

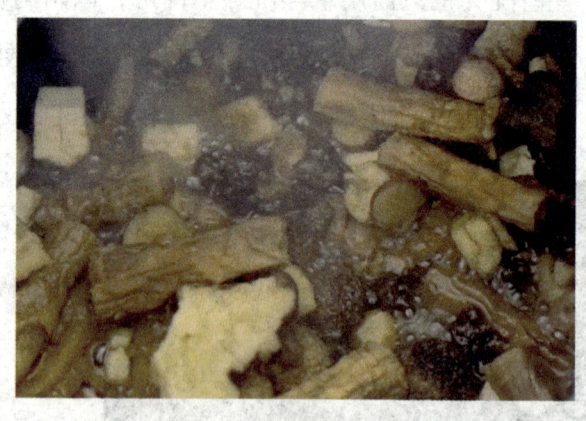

特殊药物煎煮有小贴士吗？

处方中有时会标注一些特殊药物的煎煮方法。

先煎：如煅龙骨、煅牡蛎、醋鳖甲、醋穿山甲、龟甲、石决明等矿物、贝壳、甲壳类药需加水用文火先煎30~60分钟，煎煮过程中经常搅拌以防粘锅。川乌、附子、草乌等一些毒性较大的药物，则需先煎1~2小时减毒，此时水量亦要适量增加，用后器具应反复擦洗，或煮过再用。

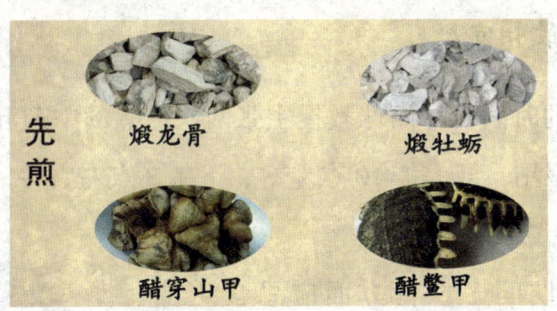

后下：如砂仁、豆蔻、鱼腥草、苦杏仁、徐长卿、木香、降香等药宜后下。在其他药煎煮以后，停火前将其纳入稍焖即可，尤其是芳香类药材，如木香、降香、砂仁等。

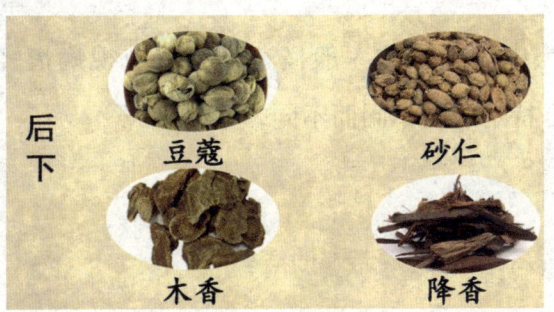

包煎：先将药物用纱布包好再放入药锅内。包煎主要是为了防止粘锅及刺激咽喉，包煎时药袋应尽量松一些。

烊化：阿胶、鹿角胶、龟胶、饴糖等需要另放入容器内隔水炖化后，再兑入其他药物同服；或直接用煎好的药液溶化后服用，注意要勤搅拌。

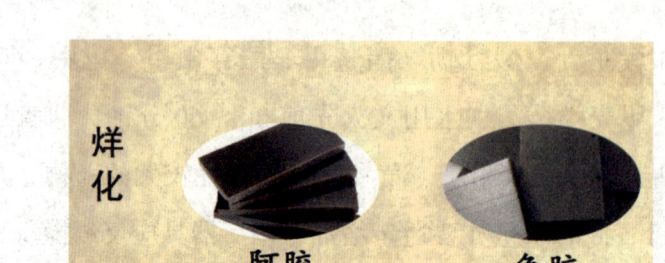

何时服药最相宜？

至于服药的时间，林丽珠教授主张两次煎煮的中药混合之后，分两次于两餐中间服用，即上午10点左右、下午3点左右各一次，以免空腹服药或饭前服药影响胃口。

服用中药期间，饮食方面应忌食生冷、油腻、辛辣，忌烟酒；黄疸、痈疽等忌食鱼、虾等腥膻食物；水肿患者应忌食盐；贫血时应忌饮茶；肿瘤患者除以上禁忌外，还应忌食羊肉、狗肉。

以上所讲为中药服法的一般概述，有时应视病情轻重、患者正气强弱、个别药方特定煎法不同而不同，不必拘泥。

后 记

目前肿瘤已经成为多发病、常见病，死亡率居高不下，严重危害人民的身心健康，给个人、家庭、社会带来沉重的经济负担，许多民众"谈癌色变"。防治肿瘤已成为世界医学领域乃至全社会亟须解决的重要问题和迫切任务。

全球癌症负担正以惊人的速度不断加重，世界卫生组织（WHO）《全球癌症报告 2014》调查资料显示，2012 年全球逾 1 400 万人罹患恶性肿瘤。专家预测：癌症将由 2012 年的 1 400 万人，逐年递增至 2025 年的 1 900 万人，到 2035 年，将可能达到 2 400 万人，即 20 多年时间将增加约七成，平均每 8 个死亡病例中就有 1 人死于癌症。而在我国，2015 年肿瘤新发患者 429.2 万人，死亡人数已达 281.4 万人，肿瘤防治刻不容缓。

当前我国经济的快速增长与医疗发展不平衡，民众对肿瘤防治知识的认识却并不充分，远远达不到卫生部在《中国癌症预防与控制规划纲要（2004—2010）》中提出的"对癌症主要危险因素的人群知晓率达到 50%"的目标要求，常导致肿瘤患者未能得到及时的诊断和治疗，这些也为医患关系埋下隐患。

近年来，恶性肿瘤的预防、诊断、治疗有了长足的发展，广州中医药大学第一附属医院肿瘤中心主任林丽珠教授逐步创出一条立足中医、中西结合挑战癌症的新路，其团队摸索出益气除痰法治肺癌、保肝抑瘤法治肝癌、祛瘀解毒法治肠癌等治疗方案。广州中医药大学第一附属医院肿瘤中心从一片空白发展到如今拥有 189 张床位，在全国同行中处于领先地位，称得上华南地区首屈一指的临床重点专科。

为了普及肿瘤防治知识，林丽珠教授积极响应政府号召，时刻紧扣"肿瘤防治"这个时代命题，从多年的临床实践出发，带领众多弟子，集思广益、群策群力，历经3年，数易其稿，终成"健康中国——中医药防治肿瘤丛书"。

本套丛书从临床实践出发，理论联系实际，就肺癌、大肠癌、肝癌、鼻咽癌、食管癌、胃癌、胰腺癌、乳腺癌、卵巢癌、宫颈癌、前列腺癌、淋巴瘤等12种常见的癌种，从"医师"（医药防治）、"厨师"（食物防治）、"禅师"（心理防治）和"行者"（起居保健）四个方面，进行深入浅出的剖析，用生动有趣的语言，将深奥难懂的肿瘤防治知识变得通俗易懂，让民众可以更加科学地了解肿瘤防治知识。

本套丛书以科普为基础，以实用为目的，涵盖中西医防治肿瘤的各个领域，结合多年的临床实践，重点突出中医特色，将简单实用、独具特色、疗效显著的中医药诊疗技术科普化、通俗化，内容突出科学性、可读性，可供普通群众、医学生以及医务人员等参考。

本套系列丛书的编写分工如下：《三师而行，远离肝癌》林丽珠、肖志伟、陈壮忠，《三师而行，远离肺癌》林丽珠、余玲，《三师而行，远离大肠癌》林丽珠、肖志伟、左谦、余榕键，《三师而行，远离鼻咽癌》林丽珠、李佳殷，《三师而行，远离食管癌》林丽珠、张少聪、蔡陈浩、陈壮忠，《三师而行，远离胃癌》林丽珠、林洁涛、陈壮忠、付源峰，《三师而行，远离乳腺癌》林丽珠、胡蓉，《三师而行，远离胰腺癌》林丽珠、林洁涛、陈壮忠，《三师而行，远离宫颈癌》林丽珠、孙玲玲，《三师而行，远离卵巢癌》林丽珠、孙玲玲，《三师而行，远离前列腺癌》林丽珠、陈壮忠、朱可，《三师而行，远离淋巴瘤》林丽珠、张景涛、翟林柱。感谢国医大师邓铁涛教授为丛书赐序。感谢研究生黎丽花、邬谨鸿、安博等为丛书的编写提供了诸多协助。

编　者

2018年6月